TUXUMDON O‘SMALARI: KLINIK, PATOMORFOLOGIK VA AKUSHERLIKDAGI AHAMIYATI

(Monografiya)

I. M. Allanazarov,
U. T. Raxmonova

Tuxumdon O'smalari: Klinik, Patomorfologik va Akusherlikdagi Ahamiyati

By: I. M. Allanazarov, U. T. Raxmonova

Edition: January '2026

Publisher:

Taemeer Publications LLC (Michigan, USA / Hyderabad, India)

ISBN 978-93-6908-416-6

9 789369 084166

Book	:	**Tuxumdon O'smalari: Klinik, Patomorfologik va Akusherlikdagi Ahamiyati**
Editor	:	I. M. Allanazarov, U. T. Raxmonova
Publisher	:	Taemeer Publications
Year	:	'2026
Pages	:	100
Title Design	:	*Taemeer Web Design*

Mualliflar:

Allanazarov I.M - Toshkent davlat tibbiyot universitetining patologik anatomiya kafedrasi dotsenti, t.f.n

Rahmonova U. T . Abdumannonova X.G'.-Toshkent Davlat Tibbiyot Unversiteti talabalari

Taqrizchilar:

Ismoilova M.X. – TDTU radiologiya kafedrasi mudiri, dotsent, tibbiyot fanlar nomzodi

Najmutdinova D.K - TDTU oilaviy amaliyotda akusherlik va ginekologiya kafedrasi mudiri. Professor

KIRISH

Tuxumdon o'smalari ayollar reproduktiv tizimi kasalliklari orasida alohida o'rin egallaydi va zamonaviy ginekologiya hamda akusherlikning eng dolzarb muammolaridan biri hisoblanadi. Ushbu patologiya ayollarning turli yosh guruhlarida uchrashi, klinik kechishining xilma-xilligi, kech aniqlanishi va og'ir asoratlar bilan namoyon bo'lishi bilan ajralib turadi. Tuxumdon o'smalarining ahamiyati nafaqat ularning yuqori tarqalganligi, balki reproduktiv salomatlikka, homiladorlik kechishiga va onalik xavfsizligiga jiddiy ta'sir ko'rsatishi bilan belgilanadi. Jahon sog'liqni saqlash tashkiloti ma'lumotlariga ko'ra, tuxumdon o'smalari ayollarda uchraydigan ginekologik o'smalar orasida yetakchi o'rinlardan birini egallaydi va malign shakllari o'lim ko'rsatkichlari bo'yicha alohida xavf tug'diradi.

Tuxumdon o'smalari morfologik jihatdan juda murakkab va turli kelib chiqishga ega bo'lib, epiteliya, stromal va germinogen to'qimalardan rivojlanishi mumkin. Ushbu xilma-xillik ularning klinik belgilarida, o'sish tezligida, gormonal faolligida va davolashga javob reaksiyasida yaqqol namoyon bo'ladi. Aynan shu sababli tuxumdon o'smalarini erta bosqichda aniqlash ko‘pincha qiyinchilik tug‘diradi, chunki kasallik uzoq vaqt davomida yashirin yoki kam simptomli kechadi. Klinik amaliyotda ko‘plab holatlarda tuxumdon o‘smalari tasodifan, rejalashtirilgan ultratovush tekshiruvlari yoki boshqa sabablar bilan o‘tkazilgan instrumental tekshiruvlar jarayonida aniqlanadi.

Tuxumdon o‘smalarining klinik ahamiyati ularning nafaqat lokal patologiya sifatida, balki butun organizmga tizimli ta’sir ko‘rsatish qobiliyati bilan bog‘liq. Ayrim o‘smalar gormonal faol bo‘lib, estrogen yoki androgen ishlab chiqarishi natijasida hayz siklining buzilishi, bepushtlik, giperplaziya jarayonlari va metabolik o‘zgarishlarni yuzaga keltiradi. Malign o‘smalar esa metastaz berish xususiyatiga ega bo‘lib, qorin bo‘shlig‘i, limfa tugunlari va uzoq organlarni zararlashi mumkin. Bu holatlar kasallik prognozini og‘irlashtiradi va kompleks davolash yondashuvini talab qiladi. Patomorfologik nuqtayi nazardan tuxumdon o‘smalari turli xil tuzilishga ega bo‘lib, ularning gistologik tahlili tashxis qo‘yishda hal qiluvchi ahamiyatga ega. Zamonaviy patomorfologiya o‘smalarning biologik xususiyatlarini, agressivlik darajasini va malign transformatsiya xavfini aniqlash imkonini beradi. Immunogistokimyoviy va molekulyar-genetik tadqiqotlar tuxumdon o‘smalarining rivojlanish mexanizmlarini chuqurroq o‘rganishga xizmat qilmoqda. Ushbu ilmiy yondashuvlar asosida individual davolash strategiyalarini ishlab chiqish va kasallikning qaytalanish xavfini kamaytirish mumkin bo‘lmoqda. Akusherlik amaliyotida tuxumdon o‘smalari alohida e’tiborni talab etadi, chunki ular homiladorlik davrida aniqlanishi yoki mavjud o‘sma fonida homiladorlik yuzaga kelishi mumkin. Statistik kuzatuvlarga ko‘ra, homilador ayollarda tuxumdon o‘smalari kam uchrasa-da, bunday holatlar ona va homila hayoti uchun jiddiy xavf tug‘diradi. Homiladorlik davrida tuxumdon o‘smalarining o‘sishi, burilishi, yorilishi yoki malignlashuvi kabi asoratlar rivojlanishi ehtimoli mavjud. Shu sababli akusher-ginekologlar uchun ushbu patologiyani erta aniqlash, to‘g‘ri baholash va xavfsiz davolash taktikasini tanlash muhim hisoblanadi. Homiladorlik fonida tuxumdon o‘smalarini olib borish masalasi murakkab va ko‘p omilli bo‘lib, o‘smaning hajmi, tuzilishi, klinik belgilari va gestatsion yoshga bog‘liq holda individual yondashuvni talab qiladi. Ayrim hollarda dinamik kuzatuv yetarli bo‘lsa, boshqa vaziyatlarda jarrohlik aralashuvi muqarrar bo‘ladi. Bunda ona va homila manfaatlarini maksimal darajada himoya qilish asosiy maqsad hisoblanadi. Zamonaviy klinik tavsiyalar homiladorlikning ma’lum davrlarida jarrohlik amaliyotini nisbatan xavfsiz o‘tkazish imkonini beradi, biroq har bir holat chuqur tahlilni talab qiladi.

Tuxumdon o‘smalarining dolzarbligi ularning ijtimoiy ahamiyati bilan ham bog‘liq. Ushbu kasallik ko‘pincha mehnatga layoqatli yoshdagi ayollarda uchraydi va ularning hayot sifati, reproduktiv rejalari hamda psixologik holatiga salbiy ta’sir ko‘rsatadi. Reproduktiv funksiyani saqlab qolish masalasi ayniqsa yosh ayollarda muhim bo‘lib, konservativ va organ saqlovchi davolash usullarini rivojlantirishni taqozo etadi. Shu bilan birga, malign tuxumdon o‘smalari yuqori o‘lim ko‘rsatkichlari bilan tavsiflanib, sog‘liqni saqlash tizimi oldiga muhim vazifalarni qo‘yadi. So‘nggi yillarda tuxumdon o‘smalarini o‘rganishda diagnostika va davolashning zamonaviy usullari jadal rivojlanmoqda. Ultrasonografiya, kompyuter tomografiyasi, magnit-rezonans tomografiya va o‘sma markerlarini aniqlash kabi usullar kasallikni erta bosqichda aniqlash imkonini kengaytirdi. Jarrohlik texnikasining takomillashuvi, laparoskopik usullarning joriy etilishi va kombinatsiyalangan davolash yondashuvlari bemorlarning yashash davomiyligi va hayot sifatini yaxshilashga xizmat qilmoqda.

Shunday qilib, tuxumdon o‘smalari klinik, patomorfologik va akusherlik nuqtayi nazaridan murakkab va ko‘p qirrali muammo hisoblanadi.

Ushbu monografiyada tuxumdon o'smalarining rivojlanish mexanizmlari, klinik kechishi, patomorfologik xususiyatlari hamda homiladorlik davridagi ahamiyati chuqur tahlil qilinadi. Mavzuning keng qamrovliligi va amaliy ahamiyati ushbu ilmiy ishning dolzarbligini belgilaydi hamda ginekologiya va akusherlik amaliyotida muhim nazariy va amaliy xulosalar chiqarishga imkon yaratadi.

I BOB. TUXUMDON O'SMALARINING UMUMIY TAVSIFI VA ETIOLOGIYASI

1.1. Tuxumdon o'smalarining zamonaviy tasnifi va tarqalishi

Tuxumdon o'smalari ayollar jinsiy tizimi kasalliklari orasida keng tarqalgan bo'lib, ginekologik amaliyotda eng ko'p uchraydigan patologiyalardan biri hisoblanadi. Ular tuxumdon to'qimalarining turli komponentlaridan kelib chiqishi, biologik xulqi, klinik kechishi va morfologik tuzilishiga ko'ra bir-biridan sezilarli darajada farqlanadi. Zamonaviy tibbiyotda tuxumdon o'smalarini to'g'ri tasniflash kasallikni erta aniqlash, prognozini baholash va optimal davolash taktikasini tanlashda muhim ahamiyatga ega. Jahon sog'liqni saqlash tashkiloti tomonidan ishlab chiqilgan tasniflash tizimi tuxumdon o'smalarini kelib chiqish manbai va gistologik tuzilishiga asoslanib guruhlarga ajratadi va hozirgi kunda klinik amaliyotda keng qo'llaniladi.

Zamonaviy tasnifga ko'ra tuxumdon o'smalari asosan epiteliya o'smalari, jinsiy stromal o'smalar va germinogen o'smalarga bo'linadi. Epiteliya o'smalari eng ko'p uchraydigan guruh bo'lib, barcha tuxumdon o'smalarining taxminan 60–70 foizini tashkil etadi. Ular tuxumdon yuzasini qoplovchi epiteliydan rivojlanadi va seroz, mutsinoz, endometrioid, shaffof hujayrali hamda aralash turlarga ajratiladi. Aynan epiteliya kelib chiqishli o'smalar orasida malign shakllar ko'proq uchraydi va ular tuxumdon saratonining asosiy qismini tashkil etadi. Statistik ma'lumotlarga ko'ra, tuxumdon saratoni ginekologik onkologik kasalliklar orasida o'lim ko'rsatkichi eng yuqori bo'lgan kasalliklardan biridir.

Germinogen o'smalar tuxum hujayralaridan kelib chiqadi va asosan yosh qizlar hamda reproduktiv yoshdagi ayollarda uchraydi. Ushbu guruhga teratoma, disgerminoma va embrional karsinoma kabi turlar kiradi. Germinogen o'smalar ko'pincha yaxshi sifatli bo'lib, sekin o'sadi va erta aniqlanganda qulay prognozga ega. Masalan, dermoid kista sifatida tanilgan yetilgan teratoma tuxumdon o'smalarining eng keng tarqalgan yaxshi sifatli turlaridan biri hisoblanadi. Shu bilan birga, ayrim germinogen o'smalar malign xususiyatga ega bo'lib, agressiv kechishi mumkin.

Jinsiy stromal o'smalar tuxumdonning gormonal faol hujayralaridan rivojlanadi va nisbatan kam uchraydi. Ular estrogen yoki androgen ishlab chiqarish xususiyatiga ega bo'lib, klinik jihatdan gormonal disbalans belgilari bilan namoyon bo'ladi. Granulyoz hujayrali o'smalar estrogen ishlab chiqarishi natijasida hayz siklining buzilishi, endometriy giperplaziyasi va bachadon qon ketishlariga sabab bo'lishi mumkin. Sertoli-Leydig hujayrali o'smalar esa androgen ishlab chiqarib, virilizatsiya belgilarini yuzaga keltiradi. Ushbu guruhdagi o'smalarning erta aniqlanishi klinik belgilar orqali nisbatan osonroq bo'lishi mumkin.

Tuxumdon o'smalarining tarqalishi yosh, reproduktiv holat va gormonal fon bilan chambarchas bog'liq. Statistik kuzatuvlarga ko'ra, tuxumdon o'smalari har qanday yoshda uchrashi mumkin, biroq ularning turi va malignlik darajasi yoshga qarab farqlanadi. Yaxshi sifatli o'smalar ko'pincha reproduktiv yoshdagi ayollarda aniqlansa, malign epiteliya o'smalari asosan 50 yoshdan keyin uchraydi. Jahon miqyosida tuxumdon saratoni bilan kasallanish darajasi yiliga o'rtacha 100 ming ayolga 6–8 holatni tashkil etadi, rivojlangan mamlakatlarda bu ko'rsatkich nisbatan yuqori.

Tuxumdon o'smalarining etiologiyasi murakkab va ko'p omilli bo'lib, hozirgi kunda yagona sabab aniqlanmagan. Ilmiy tadqiqotlar ushbu patologiyaning rivojlanishida genetik, gormonal, reproduktiv va ekologik omillar muhim rol o'ynashini ko'rsatadi. Irsiy moyillik ayniqsa malign tuxumdon o'smalarida katta ahamiyatga ega. BRCA1 va BRCA2 genlaridagi mutatsiyalar tuxumdon saratoni rivojlanish xavfini bir necha baravar oshirishi isbotlangan. Shu sababli oilaviy anamnezda tuxumdon yoki sut bezlari saratoni mavjud boʻlgan ayollar yuqori xavf guruhiga kiritiladi.

Gormonal omillar ham tuxumdon oʻsmalarining rivojlanishida muhim oʻrin tutadi. Uzoq davom etuvchi ovulyatsion faollik tuxumdon yuzasining takroriy shikastlanishiga olib kelib, epiteliya hujayralarida proliferativ jarayonlarni kuchaytiradi. Erta menarxe, kech menopauza, homiladorliklar sonining kamligi va bepushtlik tuxumdon oʻsmalari xavfini oshiruvchi omillar sifatida qaraladi. Aksincha, homiladorlik va emizish davri ovulyatsiyani vaqtincha toʻxtatib, himoya omili boʻlib xizmat qiladi.

Atrof-muhit omillari va turmush tarzi ham tuxumdon oʻsmalarining tarqalishiga ta'sir koʻrsatadi. Semirish, notoʻgʻri ovqatlanish, jismoniy faollikning pastligi va zararli odatlar umumiy onkologik xavfni oshiradi. Ayrim tadqiqotlar sanoat hududlarida yashovchi ayollarda tuxumdon oʻsmalari nisbatan koʻproq uchrashini koʻrsatgan, bu esa ekologik omillarning rolini tasdiqlaydi.

Shunday qilib, tuxumdon oʻsmalarining zamonaviy tasnifi ularning biologik va klinik xususiyatlarini chuqur tushunishga imkon beradi, tarqalish ko'rsatkichlarini tahlil qilish esa xavf guruhlarini aniqlashga xizmat qiladi. Etiologik omillarning ko'p qirrali ekanligi ushbu kasallikning oldini olish va erta aniqlash bo'yicha kompleks yondashuv zarurligini ko'rsatadi. Zamonaviy ilmiy ma'lumotlar tuxumdon o'smalarini chuqur o'rganish ginekologiya va akusherlik amaliyotida muhim nazariy va amaliy ahamiyatga ega ekanligini tasdiqlaydi.

Tuxumdon o'smalari zamonaviy tasnifi va ularning tarqalishi ginekologik onkologiyada muhim o'rin tutadi, chunki tuxumdon o'smalari kelib chiqishi, biologik xususiyatlari, klinik kechishi va prognozi jihatidan nihoyatda xilma-xildir. Zamonaviy tasniflash asosan Jahon sog'liqni saqlash tashkiloti (JSST) tomonidan ishlab chiqilgan morfologik va gistogenezga asoslangan yondashuvga tayangan bo'lib, tuxumdon o'smalari kelib chiqadigan to'qimaga qarab bir necha asosiy guruhlarga bo'linadi. Eng katta guruhni epitelial o'smalar tashkil etadi, ular tuxumdon yuzaki epiteliysidan yoki Müller kanali epiteliysiga o'xshash hujayralardan rivojlanadi va barcha tuxumdon o'smalarining taxminan 60–70 foizini, malign o'smalarning esa 85–90 foizini tashkil qiladi. Epitelial o'smalar o'z navbatida seroz, mutsinoz, endometrioid, tiniq hujayrali (clear cell), Brenner o'smalari hamda aralash va differensiyalanmagan shakllarga bo'linadi, shuningdek ularning har biri yaxshi sifatli, chegaraviy (borderline) va yomon sifatli (malign) variantlarga ega bo‘lishi mumkin. Ikkinchi muhim guruh jinsiy hujayrali o‘smalar bo‘lib, ular embrional jinsiy hujayralardan rivojlanadi va asosan yosh qizlar hamda reproduktiv yoshdagi ayollarda uchraydi, bu guruhga teratomalar (yetilgan va yetilmagan), disgerminoma, sariq xaltacha o‘smalari (yolk sac tumor), embrional karsinoma va xoriokarsinoma kiradi, jinsiy hujayrali o‘smalar tuxumdon o‘smalarining 20–30 foizini tashkil etsa-da, malign holatlarning ulushi nisbatan kamroqdir. Uchinchi guruh stromal-jinsiy tizim o‘smalari bo‘lib, ular tuxumdonning bog‘lovchi to‘qimasi va gormon ishlab chiqaruvchi hujayralaridan kelib chiqadi, bu guruhga granulyoz hujayrali o‘smalar, teka va fibroma, Sertoli-Leydig hujayrali o‘smalar kiradi va ular ko‘pincha gormonal faolligi bilan ajralib turadi, masalan, estrogen yoki androgenlar ortiqcha ishlab chiqarilishi klinik belgilarni shakllantiradi. Bundan tashqari, tuxumdonlarda ikkilamchi, ya’ni metastatik o‘smalar ham uchraydi, ular ko‘pincha oshqozon-ichak tizimi, ko‘krak bezi yoki bachadon tanasidan metastaz berib rivojlanadi, klassik misol sifatida Krukenberg o‘smalarini keltirish mumkin. Tuxumdon o‘smalarining tarqalishi yoshga, gormonal holatga, irsiy omillarga va geografik hududga bog‘liq bo‘lib, epitelial malign tuxumdon raki asosan menopauzadan keyingi ayollarda uchraydi va ayollar o'rtasidagi onkologik kasalliklar sababli o'lim ko'rsatkichlari bo'yicha yetakchi o'rinlardan birini egallaydi, jinsiy hujayrali o'smalar esa ko'proq yosh davrda aniqlanadi. Zamonaviy epidemiologik ma'lumotlarga ko'ra, tuxumdon raki ko'pincha kech bosqichlarda tashxislanadi, chunki dastlabki bosqichlarda klinik belgilari noaniq bo'ladi, bu esa kasallikning keng tarqalishiga va prognozning og'irlashishiga olib keladi, shu sababli tuxumdon o'smalarining zamonaviy tasnifini chuqur bilish, ularning tarqalish xususiyatlarini tushunish erta tashxis, to'g'ri davolash taktikasi va bemorlarning yashash davomiyligini oshirishda muhim ahamiyatga ega.

Tuxumdon o'smalarining zamonaviy tasnifi va tarqalishi masalasi hozirgi kunda klinik tibbiyot, ayniqsa ginekologiya va onkologiya sohalarida dolzarb muammolardan biri hisoblanadi, chunki bu o'smalar tuzilishi, kelib chiqishi va biologik xulq-atvori jihatidan juda rang-barang bo'lib, ularni to'g'ri tasniflash diagnostika va davolashning asosini tashkil etadi. Zamonaviy tasniflash tizimlari asosan JSST tomonidan qabul qilingan gistologik va molekulyar-biologik yondashuvlarga asoslanadi, bunda tuxumdon o'smalarining kelib chiqish manbai, hujayra tarkibi va o'sish xususiyatlari hisobga olinadi. Bugungi kunda tuxumdon o‘smalari to‘rtta asosiy katta guruhga bo‘linadi: epitelial o‘smalar, jinsiy hujayrali o‘smalar, jinsiy-stromal o‘smalar hamda ikkilamchi yoki metastatik o‘smalar, bu tasnif klinik amaliyotda eng ko‘p qo‘llaniladi. Epitelial o‘smalar eng keng tarqalgan bo‘lib, ular tuxumdon yuzaki epiteliysi yoki unga yaqin bo‘lgan Müller tipidagi epiteliya hujayralaridan rivojlanadi va ayniqsa rivojlangan mamlakatlarda tuxumdon raki holatlarining asosiy qismini tashkil etadi, ushbu guruh ichida yuqori darajali seroz karsinoma eng agressiv va eng ko‘p uchraydigan shakl hisoblanadi. So‘nggi yillarda olib borilgan ilmiy tadqiqotlar yuqori darajali seroz karsinomaning kelib chiqishi ko‘pincha tuxumdonning o‘zidan emas, balki bachadon nayining fimbriyal qismidan boshlanishi mumkinligini ko‘rsatdi, bu esa tuxumdon o‘smalariga bo‘lgan qarashlarni tubdan o‘zgartirdi va zamonaviy tasnifga yangi molekulyar tushunchalarni kiritdi. Epitelial o‘smalar shuningdek past darajali seroz, mutsinoz, endometrioid, tiniq hujayrali va Brenner o‘smalariga bo‘linadi, ularning har biri o‘sish sur’ati, kimyoterapiyaga sezuvchanligi va prognozi bilan farqlanadi. Jinsiy hujayrali o‘smalar asosan bolalar, o‘smirlar va yosh ayollarda uchraydi va ko‘pincha tez o‘sishi bilan xarakterlanadi, biroq zamonaviy davolash usullari, xususan, kimyoterapiya tufayli ularning prognozi nisbatan qulay hisoblanadi. Bu guruhga yetilgan teratoma kabi yaxshi sifatli shakllar bilan bir qatorda disgerminoma va sariq xaltacha o‘smalari kabi malign shakllar ham kiradi, ular alfa-fetoprotein va beta-xoriogonadotropin kabi o‘sma markerlari bilan bog‘liq bo‘lishi mumkin. Jinsiy-stromal o‘smalar tuxumdonning gormon ishlab chiqaruvchi hujayralaridan rivojlanib, ko‘pincha endokrin buzilishlar bilan namoyon bo‘ladi, masalan, estrogen ishlab chiqaruvchi granulyoz hujayrali o‘smalarda bachadondan qon ketishlar va endometriy giperplaziyasi kuzatilsa, androgen ishlab chiqaruvchi Sertoli-Leydig hujayrali o‘smalarda esa virilizatsiya belgilari paydo bo‘lishi mumkin. Metastatik tuxumdon o‘smalari umumiy tuxumdon o‘smalarining nisbatan kam qismini tashkil etsa-da, klinik jihatdan muhim bo‘lib, ular ko‘pincha ikki tomonlama bo‘ladi va asosiy o‘choq oshqozon, yo‘g‘on ichak, ko‘krak bezi yoki bachadonda joylashgan bo‘ladi. Epidemiologik jihatdan qaralganda, tuxumdon o‘smalarining tarqalishi yosh o‘sishi bilan ortib boradi, ayniqsa menopauzadan keyingi davrda malign epitelial o‘smalar xavfi keskin oshadi, irsiy omillar, xususan BRCA1 va BRCA2 genlaridagi mutatsiyalar tuxumdon rakining rivojlanish xavfini bir necha barobarga oshiradi. Tuxumdon o‘smalarining ko‘p hollarda kech bosqichlarda aniqlanishi ularning qorin bo‘shlig‘i bo‘ylab tez tarqalishi va uzoq vaqt davomida simptomlarsiz kechishi bilan bog'liq bo'lib, bu holat kasallikning yuqori o'lim ko'rsatkichlariga sabab bo'ladi, shu bois zamonaviy tasnif va tarqalish qonuniyatlarini chuqur o'rganish profilaktika, erta tashxis va individual davolash strategiyalarini ishlab chiqishda muhim ahamiyat kasb etadi.

Tuxumdon o'smalarining zamonaviy tasnifi va tarqalishini yoritishda ularning klinik-biologik xususiyatlari, o'sish mexanizmlari va tarqalish yo'llarini ham hisobga olish muhimdir, chunki aynan shu jihatlar davolash taktikasi va prognozni belgilaydi. Zamonaviy qarashlarga ko'ra, tuxumdon epitelial o'smalari ikki katta patogenetik turga ajratiladi, ya'ni sekin rivojlanadigan, nisbatan kam agressiv bo'lgan I-tur o'smalar va tez rivojlanadigan, yuqori agressivlikka ega II-tur o'smalar, bu tasnif molekulyar-genetik o'zgarishlarga asoslangan bo'lib, I-turga past darajali seroz, mutsinoz, endometrioid va tiniq hujayrali karsinomalar kiradi hamda ular ko'pincha aniq chegaralangan, erta bosqichlarda aniqlanadi, II-turga esa yuqori darajali seroz karsinomalar, differensiyalanmagan karsinomalar va karsinosarkomalar kirib, ular tez o'sishi, erta metastaz berishi va yomon prognozi bilan ajralib turadi. Tuxumdon o'smalarining tarqalishi asosan uch yo'l orqali amalga oshadi: peritoneal yuzalar bo'ylab implantatsiya yo'li bilan, limfogen va gematogen yo'llar orqali, epitelial tuxumdon rakida peritoneal tarqalish yetakchi o'rinni egallab, o'smali hujayralar qorin bo'shlig'i suyuqligi orqali katta charvi, ichaklar va diafragma yuzalariga joylashadi, bu esa askit rivojlanishiga va kasallikning tez umumlashishiga olib keladi. Limfa tugunlariga metastazlanish ko'pincha paraaortal va tos limfa tugunlarida kuzatiladi, gematogen metastazlar esa nisbatan kech bosqichlarda jigar, o'pka va suyaklarda aniqlanadi. Jinsiy hujayrali o'smalarda esa tarqalish ko'proq gematogen yo'l bilan kechib, tez klinik simptomatika bilan namoyon bo'ladi, ammo ularning kimyoterapiyaga yuqori sezuvchanligi umumiy yashovchanlik ko'rsatkichlarini sezilarli darajada yaxshilaydi. Jinsiy-stromal o'smalarning tarqalishi nisbatan sekin bo'lib, ular ko'pincha uzoq vaqt davomida bir tomonlama va lokal holatda saqlanib turadi, shu sababli jarrohlik davolashdan keyin uzoq muddatli remissiyaga erishish mumkin. Statistik ma'lumotlarga ko'ra, tuxumdon raki ayollarda bachadon bo'yni va bachadon tanasi rakidan keyin uchinchi o'rinda turadi, biroq o'lim ko'rsatkichi bo'yicha birinchi o'rinlardan birini egallaydi, bunga kasallikning kech aniqlanishi, o'ziga xos skrining usullarining yetishmasligi va klinik belgilarining noaniqligi sabab bo'ladi. Tuxumdon o'smalarining tarqalishida reproduktiv omillar ham muhim rol o'ynaydi, masalan, ko'p marta homilador bo'lish va emizish tuxumdon rakining rivojlanish xavfini kamaytirsa, bepushtlik, kech menopauza va ovulyatsiyaning ko‘p marotaba takrorlanishi xavfni oshiradi, bu holatlar “uzluksiz ovulyatsiya” nazariyasi bilan izohlanadi. Zamonaviy tibbiyotda tuxumdon o‘smalarini o‘rganishda molekulyar markerlar, genetik testlar va individual riskni baholash usullari tobora keng qo‘llanilmoqda, bu esa nafaqat kasallikni to‘g‘ri tasniflash, balki uning tarqalish ehtimolini oldindan baholash va shaxsga yo‘naltirilgan davolashni tanlash imkonini bermoqda, shu bois tuxumdon o‘smalarining zamonaviy tasnifi va tarqalish qonuniyatlarini chuqur bilish tibbiyot amaliyotida katta nazariy va amaliy ahamiyatga ega.

1.2. Tuxumdon o‘smalarining kelib chiqish sabablari va xavf omillari

Tuxumdon o‘smalarining kelib chiqish sabablari murakkab va ko‘p omilli bo‘lib, hozirgi kunda ularning rivojlanishini tushuntirib beruvchi yagona nazariya mavjud emas. Zamonaviy tibbiyotda tuxumdon o‘smalarining paydo bo‘lishi genetik, gormonal, reproduktiv, metabolik va atrof-muhit omillarining o‘zaro ta’siri natijasida yuzaga kelishi isbotlangan. Ushbu omillar tuxumdon to‘qimalarida hujayra proliferatsiyasining buzilishi, apoptoz mexanizmlarining izdan chiqishi va genetik barqarorlikning pasayishiga olib keladi. Aynan shu jarayonlar yaxshi sifatli o‘smalarning shakllanishi yoki malign transformatsiya uchun zamin yaratadi.

Genetik omillar tuxumdon o‘smalarining, ayniqsa malign shakllarining rivojlanishida yetakchi o‘rin tutadi. Ilmiy tadqiqotlar BRCA1 va BRCA2 genlaridagi mutatsiyalar tuxumdon saratoni rivojlanish xavfini sezilarli darajada oshirishini ko‘rsatgan. Ushbu genlar DNKni tiklash jarayonida muhim rol o‘ynaydi va ularning funksiyasi buzilganda hujayralarda genetik xatoliklar to‘planadi. Statistik ma’lumotlarga ko‘ra, BRCA mutatsiyasiga ega ayollarda tuxumdon saratoni rivojlanish ehtimoli umumiy populyatsiyaga nisbatan bir necha baravar yuqori. Shuningdek, oilaviy anamnezda tuxumdon yoki sut bezlari saratoni mavjud bo'lishi xavfni oshiruvchi muhim omil hisoblanadi.

Gormonal omillar tuxumdon o'smalarining kelib chiqishida muhim ahamiyatga ega. Tuxumdon faoliyati ayol organizmidagi gormonal muvozanat bilan bevosita bog'liq bo'lib, estrogen va progesteron darajasidagi o'zgarishlar proliferativ jarayonlarni kuchaytirishi mumkin. Ovulyatsiya jarayoni davomida tuxumdon yuzasida takroriy shikastlanish va tiklanish sodir bo'ladi, bu esa epiteliy hujayralarida mutatsiyalar yuzaga kelishiga sharoit yaratadi. Shu sababli uzoq davom etuvchi ovulyatsion faollik tuxumdon o'smalari rivojlanishi uchun xavf omili sifatida qaraladi.

Reproduktiv omillar tuxumdon o'smalarining etiologiyasida alohida o'rin egallaydi. Erta menarxe, kech menopauza, homiladorliklar sonining kamligi yoki umuman bo'lmasligi tuxumdon to'qimalarining uzoq muddat gormonal ta'sir ostida bo'lishiga olib keladi. Bu holat ovulyatsiyalar sonining ko'payishiga va proliferativ jarayonlarning kuchayishiga sabab bo'ladi. Aksincha, ko'p homiladorlik, uzoq muddat emizish va ovulyatsiyani vaqtincha to'xtatuvchi omillar tuxumdon o‘smalari rivojlanish xavfini kamaytirishi mumkin.

Bepushtlik ham tuxumdon o‘smalarining rivojlanishi bilan bog‘liq bo‘lgan omillardan biri hisoblanadi. Ayrim hollarda bepushtlikning sababi tuxumdon patologiyalari bilan bog‘liq bo‘lsa, boshqa holatlarda uzoq muddatli gormonal stimulyatsiya vositalaridan foydalanish tuxumdon to‘qimalariga qo‘shimcha yuklama beradi. Garchi bu borada ilmiy qarashlar turlicha bo‘lsa-da, reproduktiv texnologiyalar bilan bog‘liq gormonal ta’sirlar ehtiyotkorlik bilan baholanishi lozim.

Metabolik omillar, xususan semirish va insulin rezistentligi tuxumdon o‘smalari rivojlanishida muhim rol o‘ynaydi. Ortiqcha vazn organizmda estrogen ishlab chiqarilishini kuchaytiradi, chunki yog‘ to‘qimasi estrogen sintezida ishtirok etadi. Bu esa gormonga sezgir o‘smalar rivojlanishi uchun qulay sharoit yaratadi. Bundan tashqari, metabolik sindrom bilan bog‘liq surunkali yallig‘lanish jarayonlari hujayra darajasida onkogen o‘zgarishlarga olib kelishi mumkin.

Atrof-muhit va ekologik omillar ham tuxumdon o‘smalarining kelib chiqishida muhim ahamiyatga ega. Sanoat hududlarida yashovchi ayollarda kimyoviy moddalar, og‘ir metallar va toksik birikmalarga uzoq muddatli ta’sir natijasida onkologik kasalliklar xavfi oshishi kuzatiladi. Ayrim ilmiy tadqiqotlar pestitsidlar, plastik mahsulotlar tarkibidagi endokrin buzuvchi moddalar va boshqa zararli omillar gormonal muvozanatga salbiy ta'sir ko'rsatishini ko'rsatgan.

Turmush tarzi bilan bog'liq omillar ham tuxumdon o'smalari rivojlanishiga ta'sir etadi. Jismoniy faollikning yetishmasligi, noto'g'ri ovqatlanish, yuqori kaloriyali va yog'li mahsulotlarni ko'p iste'mol qilish umumiy onkologik xavfni oshiradi. Chekish va alkogol iste'moli tuxumdon o'smalari bilan bevosita bog'liqligi aniq isbotlanmagan bo'lsa-da, ular organizmning umumiy qarshilik qobiliyatini pasaytirib, onkologik jarayonlar rivojlanishiga bilvosita ta'sir ko'rsatishi mumkin.

Yosh omili tuxumdon o'smalarining rivojlanishida muhim xavf omili hisoblanadi. Yaxshi sifatli o'smalar ko'pincha reproduktiv yoshda uchrasa, malign epiteliya o'smalari asosan menopauzadan keyingi davrda aniqlanadi. Bu holat yosh o'tishi bilan hujayralarda genetik shikastlanishlarning to'planishi va reparatsiya mexanizmlarining susayishi bilan izohlanadi.

Shunday qilib, tuxumdon o'smalarining kelib chiqish sabablari va xavf omillari ko'p qirrali bo'lib, ularning o'zaro ta'siri kasallik rivojlanishida hal qiluvchi rol o‘ynaydi. Genetik moyillik, gormonal va reproduktiv omillar, metabolik holat, atrof-muhit ta’siri hamda turmush tarzi tuxumdon o‘smalarining paydo bo‘lishi va rivojlanishida muhim ahamiyatga ega. Ushbu omillarni chuqur o‘rganish kasallikni erta aniqlash, profilaktika choralarini ishlab chiqish va individual yondashuv asosida davolash strategiyalarini takomillashtirish uchun zarur ilmiy asos bo‘lib xizmat qiladi.

Tuxumdon o‘smalarining kelib chiqish sabablari va xavf omillari zamonaviy ginekologiya va onkologiya fanlarida eng murakkab va to‘liq o‘rganilmagan masalalardan biri hisoblanadi, chunki tuxumdon to‘qimasi murakkab tuzilishga ega bo‘lib, uning tarkibida epitelial, stromal va jinsiy hujayralar mavjudligi turli xil biologik xulq-atvorga ega bo‘lgan o‘smalarning rivojlanishiga zamin yaratadi. Tuxumdon o‘smalarining etiologiyasi ko‘p omilli bo‘lib, genetik, gormonal, reproduktiv, metabolik, atrof-muhitga oid va immunologik omillarning o‘zaro murakkab ta’siri natijasida shakllanadi. Bugungi kunda tuxumdon o‘smalarining aniq bitta sababi mavjud emasligi tan olingan bo‘lib, ularning rivojlanishi turli xavf omillarining uzoq muddatli ta’siri bilan izohlanadi. Eng keng tarqalgan nazariyalardan biri uzluksiz ovulyatsiya nazariyasi bo‘lib, unga ko‘ra ayol hayoti davomida ovulyatsiya jarayonining ko‘p marotaba takrorlanishi tuxumdon yuzaki epiteliysining doimiy shikastlanishiga olib keladi, har bir ovulyatsiya vaqtida epiteliyning yorilishi va keyinchalik regeneratsiyasi sodir bo‘ladi, aynan shu takroriy regeneratsiya jarayonlari davomida DNK replikatsiyasi xatolari yuzaga kelib, mutatsiyalarning to‘planishiga va o‘sma rivojlanishiga sabab bo‘lishi mumkin. Shu sababli erta menarxe, kech menopauza, tug‘ruqning yo‘qligi yoki kamligi, bepushtlik kabi holatlar tuxumdon o‘smalari rivojlanish xavfini oshiruvchi muhim omillar sifatida qaraladi, aksincha, ko‘p marotaba homilador bo‘lish, uzoq muddat emizish va ovulyatsiyani bostiruvchi gormonal kontratseptivlardan foydalanish tuxumdon rakining rivojlanish xavfini sezilarli darajada kamaytiradi. Gormonal omillar tuxumdon o‘smalarining patogenezida alohida o‘rin tutadi, chunki tuxumdonlar endokrin faol organ bo‘lib, estrogen, progesteron va androgenlar sintezi bilan bevosita bog‘liq, estrogenlarning uzoq muddatli va nazoratsiz ta’siri epitelial hujayralarning proliferatsiyasini kuchaytirib, malign transformatsiya ehtimolini oshiradi, bu holat ayniqsa estrogen ishlab chiqaruvchi o‘smalar va gormonal disbalans bilan kechuvchi kasalliklarda yaqqol namoyon bo‘ladi. Genetik omillar tuxumdon o‘smalarining kelib chiqishida yetakchi rol o‘ynovchi xavf omillaridan biri bo‘lib, ayniqsa irsiy tuxumdon raki sindromlari alohida ahamiyatga ega, BRCA1 va BRCA2 genlaridagi mutatsiyalar tuxumdon rakining rivojlanish xavfini bir necha barobar oshiradi, bu genlar DNKni tiklash mexanizmlarida ishtirok etadi va ularning faoliyati buzilganda hujayralarda genetik beqarorlik yuzaga keladi, natijada malign transformatsiya sodir bo'ladi, shuningdek Lynch sindromi yoki irsiy non-polipoz kolorektal rak sindromi ham tuxumdon va endometriy raklari rivojlanishi bilan chambarchas bog'liq bo'lib, bu holatlarda DNKning mos kelmaslikni tuzatish tizimi izdan chiqadi. Oila anamnezida tuxumdon, ko'krak bezi yoki yo'g'on ichak raki bilan kasallangan yaqin qarindoshlarning mavjudligi tuxumdon o'smalari rivojlanish xavfini sezilarli oshiradi va bunday ayollar yuqori xavf guruhiga kiritiladi. Reproduktiv omillar bilan bir qatorda bepushtlikning o'zi ham mustaqil xavf omili sifatida ko'riladi, ayniqsa uzoq muddatli ovulyatsiya induktsiyasi bilan bog'liq davolash usullari tuxumdon to'qimasiga ortiqcha yuklama berishi mumkinligi haqida ilmiy bahslar mavjud bo'lib, garchi bu masalada yakdil xulosa bo'lmasa-da, ayrim tadqiqotlar bepushtlikni davolashda qo'llaniladigan stimulyatsiya protokollari tuxumdon o'smalarining ayrim turlari bilan bog'liqligini ko'rsatadi. Endometrioz ham tuxumdon o'smalarining, ayniqsa endometrioid va tiniq hujayrali karsinomalarining rivojlanishida muhim rol o'ynaydi, chunki endometrioz o‘choqlari surunkali yallig‘lanish, oksidlovchi stress va genetik o‘zgarishlar bilan kechadi, bu esa malign transformatsiya uchun qulay sharoit yaratadi. Surunkali yallig‘lanish jarayonlari umumiy xavf omili sifatida ko‘rilib, tuxumdon to‘qimasida uzoq davom etuvchi yallig‘lanish mediatorlari hujayralarning proliferatsiyasini rag‘batlantiradi va apoptoz mexanizmlarini susaytiradi, bu esa o‘sma rivojlanishiga olib kelishi mumkin. Metabolik omillar, xususan semizlik, insulin rezistentligi va metabolik sindrom ham tuxumdon o‘smalari bilan bog‘liq bo‘lib, yog‘ to‘qimasida estrogenlarning periferik sintezi kuchayishi gormonal muvozanatni buzadi va o‘sma rivojlanish xavfini oshiradi. Atrof-muhit omillari va turmush tarzi ham tuxumdon o‘smalarining kelib chiqishida ma’lum darajada rol o‘ynaydi, masalan, asbest bilan uzoq muddatli kontakt tuxumdon raki rivojlanishi bilan bog‘liq deb hisoblanadi, shuningdek chekish ayniqsa mutsinoz epitelial o‘smalar xavfini oshirishi aniqlangan. Oziqlanish xususiyatlari, hayvon yog‘lariga boy ratsion, kam harakatli turmush tarzi ham umumiy onkologik xavfni oshiruvchi omillar qatoriga kiradi. Immunologik omillar ham e’tibordan chetda qolmasligi kerak, chunki immun nazoratning susayishi organizmda paydo bo‘layotgan atipik hujayralarning vaqtida yo‘q qilinmasligiga olib keladi, bu holat immunitet yetishmovchiligi bilan kechuvchi kasalliklarda yoki qarilik davrida yanada yaqqol namoyon bo‘ladi. Yosh omili tuxumdon o‘smalari rivojlanishida muhim ahamiyatga ega bo‘lib, epitelial malign o‘smalar asosan menopauzadan keyingi ayollarda uchraydi, jinsiy hujayrali o‘smalar esa ko‘proq yosh davrga xos bo‘lib, bu tuxumdon to‘qimasining yoshga bog‘liq biologik xususiyatlari bilan izohlanadi. Zamonaviy ilmiy tadqiqotlar tuxumdon o‘smalarining kelib chiqishida molekulyar va epigenetik o‘zgarishlarning ham muhim rol o‘ynashini ko‘rsatmoqda, DNK metillanishi, mikroRNKlar ekspressiyasining o‘zgarishi va signal yo‘llarining faollashuvi hujayralarning nazoratsiz o‘sishiga olib keladi, bu esa o‘sma rivojlanishining asosiy mexanizmlaridan biri hisoblanadi. Xulosa qilib aytganda, tuxumdon o‘smalarining kelib chiqish sabablari va xavf omillari ko‘p qirrali va o‘zaro bog‘liq bo‘lib, ularni chuqur o‘rganish yuqori xavf guruhlarini aniqlash, profilaktik choralarni ishlab chiqish va erta tashxis imkoniyatlarini kengaytirishda muhim ahamiyat kasb etadi.

Tuxumdon o‘smalarining kelib chiqishida yana bir muhim jihat sifatida molekulyar-genetik mexanizmlarni alohida ta’kidlash zarur, chunki so‘nggi yillarda olib borilgan tadqiqotlar tuxumdon o‘smalarining rivojlanishi oddiy hujayra proliferatsiyasi emas, balki murakkab genetik va epigenetik o‘zgarishlar zanjiri natijasi ekanligini ko‘rsatmoqda. Normal tuxumdon hujayralarida hujayra siklini nazorat qiluvchi genlar, o‘sishni tormozlovchi supressor genlar va apoptoz mexanizmlari o‘zaro muvozanatda bo‘ladi, biroq xavf omillarining uzoq muddatli ta’siri ostida bu muvozanat buzilib, onkogenlar faollashadi va o‘smani bostiruvchi genlar faoliyati susayadi. Masalan, TP53 geni mutatsiyalari yuqori darajali seroz tuxumdon karsinomalarida deyarli barcha holatlarda uchrashi aniqlangan bo‘lib, bu gen hujayra DNKsi shikastlanganda hujayra siklini to‘xtatish yoki apoptozni ishga tushirish vazifasini bajaradi, uning funksiyasi yo‘qolganda esa genetik shikastlangan hujayralar yashab qoladi va nazoratsiz bo‘linishni davom ettiradi. Bundan tashqari, KRAS, BRAF, PTEN va PIK3CA kabi genlardagi mutatsiyalar tuxumdon o‘smalarining ayrim turlarida, xususan past darajali seroz, endometrioid va tiniq hujayrali karsinomalarda muhim rol o‘ynaydi, bu genlar hujayra ichidagi signal yo‘llarini boshqarib, proliferatsiya va yashovchanlikni tartibga soladi. Epigenetik o‘zgarishlar, ya’ni DNK ketma-ketligi o‘zgarmagan holda gen ekspressiyasining buzilishi ham tuxumdon o‘smalarining kelib chiqishida muhim ahamiyatga ega bo‘lib, DNK metillanishining ortishi natijasida o‘smani bostiruvchi genlar “o‘chiriladi”, bu esa hujayralarning malign transformatsiyasiga olib keladi. Surunkali oksidlovchi stress ham muhim xavf omillaridan biri bo‘lib, tuxumdon to‘qimasida erkin radikallarning ko‘payishi DNK, oqsillar va hujayra membranalarini shikastlaydi, bu holat yallig‘lanish jarayonlari, endometrioz va metabolik buzilishlar bilan bog‘liq holatlarda yanada kuchayadi. Endometriozga alohida to‘xtaladigan bo‘lsak, u nafaqat klinik jihatdan muhim kasallik, balki tuxumdon o‘smalarining ayrim malign shakllari uchun prekursor holat sifatida ham qaraladi, endometrioz o‘choqlarida uzoq davom etuvchi yallig‘lanish, gemorragiyalar va temir ionlarining to‘planishi oksidlovchi stressni kuchaytiradi va hujayralarda genetik o‘zgarishlarning yig‘ilishiga olib keladi, natijada endometrioid va tiniq hujayrali tuxumdon karsinomalari rivojlanishi mumkin. Ijtimoiy-demografik omillar ham tuxumdon o‘smalari xavfiga ta’sir ko‘rsatadi, masalan, rivojlangan mamlakatlarda tuxumdon rakining yuqori ko‘rsatkichlari ayollarning kech tug‘ishi, kam farzandli bo‘lishi va reproduktiv davrning uzayishi bilan izohlanadi, bu holatlar ovulyatsiya sonining ko‘payishiga va epitelial shikastlanishlarning ortishiga olib keladi. Shu bilan birga, hayot davomiyligining uzayishi ham umumiy onkologik xavfni oshiradi, chunki yosh o‘tishi bilan hujayralarda mutatsiyalar to‘planib boradi va immun nazorat mexanizmlari zaiflashadi. Tuxumdon o‘smalarining kelib chiqishida iatrogen omillar, ya’ni tibbiy aralashuvlar bilan bog‘liq omillar haqida ham fikrlar mavjud bo‘lib, masalan, ilgari tuxumdon kistalariga jarrohlik aralashuvlar o‘tkazilgan ayollarda tuxumdon to‘qimasining qayta-qayta shikastlanishi ma’lum darajada xavfni oshirishi mumkinligi muhokama qilinadi, biroq bu masalada hali ham aniq ilmiy xulosa mavjud emas. Psixosomatik va stress omillari ham umumiy immun va gormonal muvozanatga ta’sir ko‘rsatib, organizmning o‘sma hujayralariga qarshi kurashish qobiliyatini pasaytirishi mumkin, surunkali stress gipotalamo-gipofizar-tuxumdon o‘qi faoliyatini buzib, gormonal disbalansni kuchaytiradi. Tuxumdon o‘smalarining kelib chiqish sabablari orasida mikrobiomning roli ham so‘nggi yillarda o‘rganilmoqda, ichak va reproduktiv tizim mikroflorasidagi o‘zgarishlar yallig‘lanish va immun javob mexanizmlariga ta’sir qilib, o‘sma rivojlanishi uchun bilvosita sharoit yaratishi mumkin. Profilaktik nuqtai nazardan qaralganda, xavf omillarini aniqlash va kamaytirish tuxumdon o‘smalarining oldini olishda muhim ahamiyatga ega bo‘lib, gormonal kontratseptivlardan oqilona foydalanish, sog‘lom turmush tarzini olib borish, semizlikning oldini olish va irsiy xavf mavjud bo‘lgan ayollarda genetik maslahat va monitoring o‘tkazish kasallik xavfini kamaytirishga xizmat qiladi. Shu bilan birga, BRCA mutatsiyalari aniqlangan ayollarda profilaktik salpingo-ooforektomiya tuxumdon va ko‘krak bezi rakining rivojlanish xavfini keskin kamaytirishi ilmiy jihatdan isbotlangan bo‘lib, bu zamonaviy onkoginekologiyada muhim profilaktik strategiya hisoblanadi. Umuman olganda, tuxumdon o‘smalarining kelib chiqish sabablari va xavf omillari bir-biri bilan chambarchas bog‘liq bo‘lib, ularni alohida emas, balki yagona patogenetik tizim sifatida baholash lozim, aynan shu yondashuv kasallikni chuqur tushunish, erta aniqlash va samarali profilaktika choralarini ishlab chiqishda asos bo‘lib xizmat qiladi.

1.3.Tuxumdon o'smalarining rivojlanish mexanizmlari

Tuxumdon o'smalarining rivojlanish mexanizmlari murakkab biologik jarayonlar majmuasidan iborat bo'lib, hujayra darajasida genetik, molekulyar va gormonal o'zgarishlar bilan tavsiflanadi. Ushbu mexanizmlar normal tuxumdon to'qimasida hujayra bo'linishi, differensiyalanishi va o'limi o'rtasidagi muvozanat buzilishi natijasida yuzaga keladi. Sog'lom organizmda hujayralarning ko'payishi va apoptozi qat'iy nazorat ostida bo'ladi, biroq ayrim omillar ta'sirida bu nazorat mexanizmlari izdan chiqib, nazoratsiz proliferatsiya jarayoni boshlanadi. Natijada o'smaga xos bo'lgan hujayra klonlari shakllanadi va vaqt o'tishi bilan ular klinik ahamiyatga ega bo'lgan patologik tuzilmalarga aylanadi.

Tuxumdon o'smalarining rivojlanishida muhim o'rin tutuvchi asosiy mexanizmlardan biri genetik mutatsiyalar hisoblanadi. DNK strukturasida yuzaga keladigan o'zgarishlar hujayra siklini boshqaruvchi genlar faoliyatini buzadi. Ayniqsa, o'smani bostiruvchi genlar va onkogenlar o'rtasidagi muvozanatning izdan chiqishi o'smalarning shakllanishiga olib keladi. BRCA1 va BRCA2 kabi genlar DNKni tiklash

jarayonida ishtirok etadi, ularning faoliyati buzilganda esa genetik xatoliklar to'planib boradi. Bu holat tuxumdon epiteliy hujayralarida malign transformatsiya xavfini sezilarli darajada oshiradi.

Ovulyatsiya bilan bog'liq mexanizm tuxumdon o'smalarining rivojlanishini tushuntiruvchi muhim nazariyalardan biridir. Har bir ovulyatsiya jarayonida tuxumdon yuzasi yoriladi va keyinchalik qayta tiklanadi. Ushbu takrorlanuvchi shikastlanish va reparatsiya jarayonlari epiteliy hujayralarida proliferatsiyani kuchaytiradi. Uzoq muddat davom etuvchi ovulyatsion faollik hujayralarda replikatsiya xatoliklari ehtimolini oshiradi, bu esa o'smaviy jarayonlar rivojlanishi uchun qulay sharoit yaratadi. Shu sababli ovulyatsiya sonining ko'pligi tuxumdon o'smalarining muhim patogenetik omillaridan biri sifatida qaraladi.

Gormonal ta'sir tuxumdon o'smalarining rivojlanishida yetakchi mexanizmlardan biri hisoblanadi. Estrogen va progesteron gormonlari tuxumdon va unga bog'liq to'qimalarning proliferativ faolligini boshqaradi. Estrogenning uzoq muddatli va nazoratsiz ta'siri hujayra bo'linishini kuchaytirib, giperplaziya va o'smaviy o'sishga olib kelishi mumkin. Ayrim tuxumdon o'smalari gormonal faol bo'lib, o'zlari ham estrogen yoki androgen ishlab chiqaradi, bu esa patologik jarayonni yanada chuqurlashtiradi va o'smalarning o'sishini tezlashtiradi.

Yallig'lanish bilan bog'liq mexanizmlar ham tuxumdon o'smalarining rivojlanishida muhim rol o'ynaydi. Surunkali yallig'lanish jarayonlari davomida sitokinlar, erkin radikallar va boshqa biologik faol moddalar ajralib chiqadi. Ushbu moddalar hujayra membranasi va DNKga zarar yetkazib, mutatsiyalar yuzaga kelishiga sabab bo'ladi. Tuxumdon to'qimasida uzoq davom etuvchi yallig'lanish proliferatsiyani kuchaytirib, o'smaviy jarayonlar rivojlanishiga zamin yaratadi. Bu mexanizm endometrioz bilan bog'liq tuxumdon o'smalarida ayniqsa dolzarb hisoblanadi.

Apoptoz mexanizmlarining buzilishi tuxumdon o'smalarining patogenezida muhim ahamiyatga ega. Normal sharoitda genetik shikastlangan yoki funksional jihatdan yaroqsiz hujayralar dasturlashtirilgan o'lim orqali organizmdan chiqarib yuboriladi. O'smaviy jarayonlarda esa apoptozni faollashtiruvchi signallar susayadi yoki butunlay bloklanadi. Natijada shikastlangan hujayralar yashab qoladi va nazoratsiz ko'payishni davom ettiradi. Bu holat o'smalarning barqaror o'sishi va malignlashuviga olib keladi.

Angiogenez jarayoni tuxumdon o'smalarining rivojlanishida muhim bosqich hisoblanadi. O‘sma hujayralari o‘z ehtiyojlarini qondirish uchun yangi qon tomirlar hosil bo‘lishini rag‘batlantiradi. Angiogenez orqali o‘sma kislorod va oziqa moddalari bilan ta’minlanadi, bu esa uning o‘sishi va metastaz berish imkoniyatini oshiradi. Ayniqsa malign tuxumdon o‘smalarida angiogen omillarning yuqori faolligi kuzatiladi, bu esa kasallikning agressiv kechishiga sabab bo‘ladi.

Immun nazorat mexanizmlarining susayishi ham tuxumdon o‘smalarining rivojlanishida muhim rol o‘ynaydi. Sog‘lom organizmda immun tizim o‘smaviy hujayralarni aniqlab, ularni yo‘q qilish qobiliyatiga ega. Biroq ayrim hollarda o‘sma hujayralari immun nazoratdan qochish mexanizmlarini ishlab chiqadi. Ular immun hujayralar faolligini susaytiruvchi moddalar ajratib chiqaradi yoki antigen tuzilishini o‘zgartiradi. Natijada immun tizim o‘smaviy hujayralarni tanimay qoladi va kasallik rivojlanishda davom etadi.

Molekulyar darajadagi signal uzatish yo‘llarining buzilishi tuxumdon o‘smalarining patogenezida muhim ahamiyatga ega. Hujayra ichidagi signallarni boshqaruvchi oqsillar faoliyatining o‘zgarishi proliferatsiya, differensiyalanish va apoptoz jarayonlarini izdan chiqaradi. Ushbu mexanizmlar zamonaviy onkoginekologiyada chuqur o‘rganilmoqda va ular asosida nishonli davolash usullari ishlab chiqilmoqda.

Shunday qilib, tuxumdon o'smalarining rivojlanish mexanizmlari ko'p bosqichli va murakkab biologik jarayonlardan iborat bo'lib, genetik mutatsiyalar, gormonal ta'sirlar, yallig'lanish, apoptozning buzilishi, angiogenez va immun nazoratning susayishi bilan chambarchas bog'liqdir. Ushbu mexanizmlarni chuqur o'rganish tuxumdon o'smalarining kelib chiqishini tushunish, erta tashxis qo'yish va samarali davolash strategiyalarini ishlab chiqishda muhim ilmiy asos bo'lib xizmat qiladi. Tuxumdon o'smalarining rivojlanish mexanizmlari zamonaviy onkoginekologiyaning eng murakkab va chuqur o'rganilayotgan yo'nalishlaridan biri hisoblanadi, chunki tuxumdon to'qimasining anatomik, fiziologik va hujayraviy jihatdan murakkabligi turli patogenetik yo'llar orqali o'sma jarayonining shakllanishiga imkon yaratadi. Tuxumdon o'smalarining rivojlanishi ko'p bosqichli jarayon bo'lib, normal hujayralarning genetik barqarorligi buzilishi, hujayra sikli nazoratining yo'qolishi, apoptoz mexanizmlarining izdan chiqishi va mikroatrof-muhitning o'zgarishi bilan kechadi, bu jarayonlar uzoq vaqt davomida sekin-asta rivojlanib, klinik jihatdan namoyon bo'ladigan o'sma shakliga keladi. Rivojlanish mexanizmlarini tushunishda birinchi navbatda tuxumdon epiteliysi va unga yaqin tuzilmalarning biologik xususiyatlariga e'tibor qaratiladi, chunki tuxumdon epitelial o'smalari barcha tuxumdon o'smalarining eng katta qismini tashkil qiladi. Uzoq vaqt davomida tuxumdon rakining kelib chiqishi tuxumdon yuzaki epiteliysi bilan bog'lab kelingan bo'lsa-da, zamonaviy ilmiy tadqiqotlar yuqori darajali seroz karsinomalarning ko'p hollarda bachadon nayining fimbriyal qismidagi sekretor hujayralardan kelib chiqishini ko'rsatdi, bu esa tuxumdon o'smalarining rivojlanish mexanizmlari haqidagi an'anaviy qarashlarni tubdan o'zgartirdi. Bachadon nayidagi epitelial hujayralarda paydo bo'ladigan dastlabki genetik o'zgarishlar, xususan TP53 mutatsiyalari, vaqt o'tishi bilan seroz tubal intraepitelial karsinoma shakllanishiga olib keladi va keyinchalik bu hujayralar tuxumdon yuzasiga yoki qorin bo'shlig'iga implantatsiya qilib, klinik tuxumdon raki ko'rinishini oladi. Rivojlanish mexanizmlarining yana bir muhim nazariyasi uzluksiz ovulyatsiya nazariyasi bo'lib, unga ko'ra har bir ovulyatsiya vaqtida tuxumdon yuzaki epiteliysida mikroshikastlanish sodir bo'ladi va bu shikastlanishdan keyingi regeneratsiya jarayonlari davomida hujayralar intensiv bo'linishga majbur bo'ladi, natijada DNK replikatsiyasi xatolari to'planib, genetik mutatsiyalar yuzaga keladi. Bu mexanizm ayniqsa reproduktiv davri uzun bo'lgan, erta menarxe va kech menopauza kuzatilgan, kam yoki umuman tug'magan ayollarda yaqqolroq namoyon bo'ladi. Ovulyatsiya bilan bog'liq yallig'lanish mediatorlari, sitokinlar va o'sish omillari tuxumdon mikroatrof-muhitini o'zgartirib, hujayra proliferatsiyasini rag'batlantiradi va malign transformatsiya uchun qulay sharoit yaratadi. Gormonal mexanizmlar tuxumdon o'smalarining rivojlanishida muhim rol o'ynaydi, estrogenlarning uzoq muddatli va nazoratsiz ta'siri epitelial hujayralarning bo'linishini kuchaytiradi, progesteronning himoyalovchi ta'siri esa kamayadi, bu holat gormonal disbalans bilan kechuvchi kasalliklarda, semizlikda va menopauzadan keyingi davrda yanada kuchayadi. Yog' to'qimasida androgenlarning estrogenlarga periferik konversiyasi natijasida organizmda nisbiy giperestrogeniya yuzaga keladi, bu esa tuxumdon va boshqa reproduktiv a'zolarda proliferativ jarayonlarni faollashtiradi. Molekulyar darajada tuxumdon o'smalarining rivojlanishi hujayra siklini boshqaruvchi genlar va signal yo'llarining buzilishi bilan chambarchas bog'liq bo'lib, PI3K/AKT/mTOR, RAS/RAF/MEK/ERK va WNT/β-katenin yo'llarining faollashuvi hujayralarning nazoratsiz o'sishiga, invazivlik va metastaz qobiliyatining ortishiga olib keladi. Past darajali seroz o'smalarda KRAS va BRAF mutatsiyalari yetakchi o'rin tutsa, yuqori darajali seroz karsinomalarda TP53 mutatsiyalari deyarli universal hisoblanadi, bu esa ushbu o‘smalarning biologik agressivligini tushuntiradi. Endometrioid va tiniq hujayrali tuxumdon o‘smalarining rivojlanish mexanizmlari ko‘pincha endometrioz bilan bog‘liq bo‘lib, endometrioz o‘choqlarida surunkali yallig‘lanish, oksidlovchi stress va temir ionlarining to‘planishi DNK shikastlanishiga olib keladi, natijada ARID1A, PTEN va PIK3CA genlaridagi mutatsiyalar yuzaga keladi va malign transformatsiya sodir bo‘ladi. Jinsiy hujayrali o‘smalarning rivojlanish mexanizmlari esa embrional rivojlanish davrida jinsiy hujayralarning migratsiyasi va differensiyalanishidagi buzilishlar bilan bog‘liq bo‘lib, bu hujayralar normal rivojlanish yo‘lidan chiqib ketib, o‘sma xususiyatlarini namoyon eta boshlaydi. Bu turdagi o‘smalarda hujayralar yuqori proliferativ faollikka ega bo‘lib, embrional genlar va markerlarning qayta faollashuvi kuzatiladi, shu sababli ular tez o‘sadi, biroq kimyoterapiyaga yuqori sezuvchanlik bilan ajralib turadi. Jinsiy-stromal o‘smalarda esa rivojlanish mexanizmlari tuxumdonning gormon ishlab chiqaruvchi hujayralaridagi differensiyalanish buzilishi bilan bog‘liq bo‘lib, bu hujayralar ortiqcha estrogen yoki androgen ishlab chiqarishni boshlaydi va nafaqat o‘sma o‘sishiga, balki butun organizmda gormonal o‘zgarishlarga olib keladi. O‘sma mikroatrof-muhitining roli tuxumdon o‘smalarining rivojlanish mexanizmlarida tobora muhim ahamiyat kasb etmoqda, o‘sma atrofidagi fibroblastlar, immun hujayralar, qon tomirlari va ekstrasellyulyar matritsa komponentlari o‘sma hujayralari bilan o‘zaro ta’sirga kirishib, angiogenezni, invaziyani va metastazlanishni rag‘batlantiradi. VEGF va boshqa angiogen omillarning ko‘payishi yangi qon tomirlarining hosil bo‘lishiga olib kelib, o‘smaning tez o‘sishi va qorin bo‘shlig‘i bo‘ylab tarqalishini ta’minlaydi. Immun nazorat mexanizmlarining susayishi ham o‘sma rivojlanishida muhim rol o‘ynaydi, chunki normal sharoitda immun tizim atipik hujayralarni yo‘q qilishi kerak, biroq o‘sma hujayralari immun qochish mexanizmlarini rivojlantirib, T-limfotsitlar va tabiiy killer hujayralar faolligini bostiradi. Epigenetik mexanizmlar, jumladan DNK metillanishi, histon modifikatsiyalari va mikroRNKlar ekspressiyasining o‘zgarishi ham tuxumdon o‘smalarining rivojlanishida muhim ahamiyatga ega bo‘lib, bu jarayonlar gen ekspressiyasini o‘zgartirib, hujayralarning malign fenotipga o‘tishiga olib keladi. Metastazlanish mexanizmlari tuxumdon o‘smalarida o‘ziga xos bo‘lib, peritoneal implantatsiya asosiy yo‘l hisoblanadi, bunda o‘sma hujayralari qorin bo‘shlig‘i suyuqligi orqali tarqalib, ichki a’zolar yuzasiga yopishadi va ikkilamchi o‘choqlar hosil qiladi. Xulosa qilib aytganda, tuxumdon o‘smalarining rivojlanish mexanizmlari ko‘p bosqichli, ko‘p omilli va murakkab jarayon bo‘lib, genetik, gormonal, yallig‘lanish, immun va mikroatrof-muhit omillarining o‘zaro ta’siri natijasida shakllanadi, bu mexanizmlarni chuqur o‘rganish zamonaviy diagnostika, individual davolash va samarali profilaktika strategiyalarini ishlab chiqish uchun mustahkam ilmiy asos bo‘lib xizmat qiladi.

II BOB. TUXUMDON O‘SMALARINING KLINIK VA PATOMORFOLOGIK XUSUSIYATLARI

2.1. Tuxumdon o‘smalarining klinik belgilari va kechishi

Tuxumdon o‘smalarining klinik belgilari va kechishi ularning morfologik tuzilishi, biologik faolligi, o‘sish tezligi, gormonal xususiyatlari hamda bemorning yoshi va umumiy sog‘lig‘i bilan bevosita bog‘liqdir. Ushbu o‘smalar klinik jihatdan juda xilma-xil ko‘rinishda namoyon bo‘lib, kasallikning dastlabki bosqichlarida ko‘pincha yaqqol belgilar bilan kechmaydi. Aynan shu xususiyat tuxumdon o‘smalarining kech aniqlanishiga sabab bo‘lib, ayniqsa malign shakllarida kasallikning rivojlangan bosqichda tashxislanishiga olib keladi. Klinik amaliyotda tuxumdon o‘smalari ko‘p hollarda “sokin” kechuvchi patologiya sifatida baholanadi.

Kasallikning dastlabki bosqichlarida tuxumdon o‘smalari umumiy noaniq belgilar bilan namoyon bo‘lishi mumkin. Bemorlar qorin pastki qismida og‘irlik hissi, noqulaylik, vaqti-vaqti bilan og‘riq yoki dam bo‘lishidan shikoyat qiladi. Ushbu belgilar ko‘pincha ovqat hazm qilish tizimi kasalliklari yoki hayz sikli bilan bog‘liq funksional holatlar bilan chalkashtiriladi. Natijada ayollar uzoq vaqt davomida shifokorga murojaat qilmasdan yurishi mumkin. Klinik kuzatuvlarga ko‘ra, tuxumdon o‘smalarining ilk bosqichida aniqlanish darajasi nisbatan past bo‘lib qolmoqda.

O‘smalarning kattalashuvi bilan klinik belgilar yaqqollashadi. Qorin bo‘shlig‘ida hajmli hosila paydo bo‘lishi natijasida ichki organlarga bosim o‘tkaziladi. Bu holat tez-tez siydik ajralishi, qabziyat, ichak faoliyatining buzilishi va qorin hajmining ortishi bilan namoyon bo‘ladi. Ayrim bemorlarda qorin assimmetriyasi kuzatiladi, bu ayniqsa katta hajmli kistoz yoki solid o‘smalarda yaqqol ko‘zga tashlanadi. Og‘riq sindromi o‘smalarning burilishi, kapsulaning taranglashuvi yoki atrof to‘qimalarga infiltratsiya qilishi bilan bog‘liq bo‘lishi mumkin.

Gormonal faol tuxumdon o‘smalari klinik jihatdan alohida ahamiyatga ega. Estrogen ishlab chiqaruvchi o‘smalarda hayz siklining buzilishi, metrorragiyalar, menopauzadan keyingi qon ketishlar kuzatiladi. Ushbu belgilar ko‘pincha endometriy patologiyalari bilan birga kechadi. Androgen ishlab chiqaruvchi o‘smalarda esa virilizatsiya belgilari, jumladan ovozning qo‘pol bo‘lishi, tana tuklanishining ortishi, hayz siklining to‘xtashi kabi holatlar yuzaga keladi. Bu belgilar klinik tashxis qo‘yishda muhim diagnostik ahamiyatga ega.

Malign tuxumdon o‘smalarining klinik kechishi ayniqsa murakkab va agressiv bo‘lishi mumkin. Dastlabki bosqichlarda ular ham kam simptomli kechadi, biroq kasallik rivojlanishi bilan umumiy holatning yomonlashuvi, vazn yo‘qotish, tez charchash va ishtahaning pasayishi kabi umumiy onkologik belgilar qo‘shiladi. Qorin bo‘shlig‘ida suyuqlik to‘planishi, ya’ni assit tuxumdon saratonining muhim klinik belgilaridan biri hisoblanadi va ko‘pincha kasallikning kech bosqichlarida aniqlanadi.

Tuxumdon o‘smalarining kechishi asoratlar bilan murakkablashishi mumkin. O‘smaning oyoqchasi burilishi o‘tkir qorin sindromiga olib kelib, to‘satdan kuchli og‘riq, ko‘ngil aynishi va qusish bilan namoyon bo‘ladi. Bu holat shoshilinch jarrohlik aralashuvini talab qiladi. O‘smaning yorilishi esa qorin bo‘shlig‘iga qon yoki o‘sma tarkibining tushishiga olib kelib, peritonit rivojlanishiga sabab bo‘lishi mumkin. Ushbu asoratlar hayot uchun xavfli bo‘lib, klinik jihatdan tezkor tashxis va davolashni talab etadi.

Reproduktiv yoshdagi ayollarda tuxumdon o‘smalari bepushtlik yoki homiladorlikning asoratli kechishi bilan namoyon bo‘lishi mumkin. O‘smaning tuxumdon funksiyasiga ta’siri ovulyatsiyaning buzilishiga olib keladi.

Homiladorlik davrida aniqlangan tuxumdon o‘smalari esa bachadonning o‘sishi fonida burilish yoki siqilish xavfini oshiradi. Shu sababli klinik amaliyotda ushbu guruh bemorlarga alohida e’tibor qaratiladi.

Klinik kechish bemorning yoshiga qarab ham farqlanadi. Yosh qizlarda va o‘smirlik davrida tuxumdon o‘smalari ko‘pincha o‘tkir og‘riq bilan namoyon bo‘lib, ko‘p hollarda burilish asorati tufayli aniqlanadi. Menopauzadan keyingi ayollarda esa o‘smalar uzoq vaqt simptomsiz kechib, tasodifiy tekshiruvlar jarayonida aniqlanishi mumkin. Bu yosh guruhida aniqlangan tuxumdon o‘smalari malignlik nuqtayi nazaridan yuqori xavf bilan baholanadi. Tuxumdon o‘smalarining klinik kechishini baholashda laborator va instrumental tekshiruv natijalari muhim ahamiyatga ega bo‘lsa-da, bemorning shikoyatlari va klinik belgilari dastlabki tashxis qo‘yishda asos bo‘lib xizmat qiladi. Shuning uchun shifokorning klinik hushyorligi, ayniqsa kam simptomli holatlarda, kasallikni erta aniqlashda hal qiluvchi rol o‘ynaydi. Ayollarda qorin pastki qismidagi doimiy noqulaylik, hayz siklining tushuntirib bo‘lmaydigan buzilishlari va umumiy holatning yomonlashuvi tuxumdon o‘smalaridan shubhalanish uchun asos bo‘lishi kerak.

Shunday qilib, tuxumdon o‘smalarining

klinik belgilari va kechishi juda xilma-xil bo‘lib, ko‘pincha yashirin va sekin rivojlanadi. Kasallikning dastlabki bosqichlarida aniq simptomlarning yo‘qligi tuxumdon o‘smalarini erta aniqlashni qiyinlashtiradi. O‘smalarning kattalashuvi va asoratlar rivojlanishi bilan klinik belgilar kuchayadi va bemorning hayot sifati sezilarli darajada pasayadi. Ushbu holatlar tuxumdon o‘smalarini erta tashxislash, muntazam ginekologik ko‘riklar va klinik hushyorlikning muhimligini yana bir bor tasdiqlaydi.

2.2. Patomorfologik o‘zgarishlar va gistologik turlari

Tuxumdon o‘smalarining patomorfologik o‘zgarishlari ularning kelib chiqish manbai, biologik xususiyatlari va malignlik darajasiga bevosita bog‘liq bo‘lib, kasallikning mohiyatini tushunishda hal qiluvchi ahamiyatga ega. Patomorfologik tahlil tuxumdon o‘smalarining tashxisini aniqlash, ularning prognozini baholash va davolash taktikasini tanlashda asosiy ilmiy mezon hisoblanadi. Zamonaviy ginekologik patologiyada tuxumdon o‘smalarining morfologik tuzilishini baholashda makroskopik va mikroskopik belgilar majmuasi, shuningdek, immunogistokimyoviy tekshiruvlar keng qo‘llaniladi.

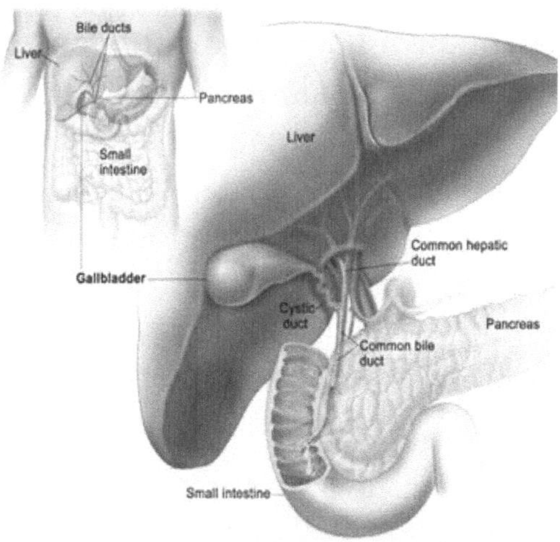

Makroskopik jihatdan tuxumdon o‘smalari kistoz, solid yoki aralash tuzilishga ega bo‘lishi mumkin. Kistoz o‘smalar suyuqlik bilan to‘lgan bo‘shliqlardan iborat bo‘lib, ularning devorlari yupqa yoki qalinlashgan bo‘lishi mumkin. Solid o‘smalar esa zich to‘qimadan tashkil topgan bo‘lib, ko‘pincha malign jarayonlardan shubhalanishga asos beradi. Aralash tuzilishli o‘smalarda kistoz va solid komponentlar birgalikda uchraydi, bu esa patomorfologik jihatdan murakkab tuzilmani yuzaga keltiradi. O‘smaning yuzasi silliq yoki notekis, kapsulasi saqlangan yoki buzilgan bo‘lishi mumkin, bu belgilar malignlik ehtimolini baholashda muhim hisoblanadi.

Mikroskopik darajada tuxumdon o‘smalarining patomorfologik manzarasi juda xilma-xil bo‘lib, ularning gistologik turlariga asoslanadi. Zamonaviy tasnifga ko‘ra tuxumdon o‘smalari epiteliya kelib chiqishli, germinogen va jinsiy stromal o‘smalarga ajratiladi. Epiteliya o‘smalari eng keng tarqalgan bo‘lib, tuxumdon yuzasini qoplovchi epiteliydan rivojlanadi. Ushbu guruhga seroz, mutsinoz, endometrioid, shaffof hujayrali va Brenner o‘smalari kiradi.

Seroz o‘smalar patomorfologik jihatdan eng ko‘p uchraydigan epiteliya o‘smalari hisoblanadi. Ular bir qatlamli yoki ko‘p qatlamli epiteliy bilan qoplangan bo‘lib, hujayralar ko‘pincha bachadon nayining epiteliyiga o‘xshash tuzilishga ega. Yaxshi sifatli seroz o‘smalarda hujayra atipiyasi minimal bo‘lsa, malign shakllarda yadrolarning polimorfizmi, mitozlar sonining ko‘payishi va invaziv o‘sish belgilarini kuzatish mumkin. Ushbu o‘smalar qorin parda yuzasiga tez tarqalish xususiyatiga ega bo‘lib, klinik jihatdan agressiv kechishi bilan ajralib turadi.

Mutsinoz o‘smalar ko‘p kamerali kistoz tuzilishga ega bo‘lib, mutsin ishlab chiqaruvchi epiteliy bilan qoplangan bo‘ladi. Patomorfologik jihatdan ular yirik hajmga yetishi mumkin va ko‘pincha yaxshi sifatli kechadi. Biroq ayrim hollarda mutsinoz o‘smalarda malign transformatsiya kuzatiladi. Mikroskopik tekshiruvda hujayralarning silindrsimon shakli, mutsin bilan to‘lgan sitoplazmasi va epiteliy qatlamining qalinlashuvi aniqlanadi.

Endometrioid o‘smalar patomorfologik jihatdan bachadon endometriy to‘qimasiga o‘xshash tuzilishga ega. Ular ko‘pincha endometrioz bilan bog‘liq holda rivojlanadi. Mikroskopik manzarada bezsimon tuzilmalar, stromal komponent va hujayra atipiyasi darajasi baholanadi. Endometrioid tuxumdon o‘smalari gormonga sezgir bo‘lib, ularning patomorfologik xususiyatlari klinik kechish bilan chambarchas bog‘liq.

Shaffof hujayrali o‘smalar patomorfologik jihatdan alohida guruhni tashkil etadi va malignlik darajasi yuqori bo‘lishi mumkin. Ushbu o‘smalarda hujayralar shaffof sitoplazmaga ega bo‘lib, glikogen bilan boy bo‘ladi. Yadrolarning kattaligi va atipiyasi yaqqol ifodalanadi. Shaffof hujayrali o‘smalar ko‘pincha agressiv kechadi va davolashga nisbatan rezistent bo‘lishi mumkin.

Germinogen o‘smalar tuxum hujayralaridan kelib chiqadi va patomorfologik jihatdan xilma-xil tuzilishga ega. Yetilgan teratomalar eng ko‘p uchraydigan germinogen o‘smalar bo‘lib, ularda turli embrional qatlamlarga mansub to‘qimalar aniqlanadi. Teratomalarda teri, soch, suyak, nerv to‘qimasi elementlari uchrashi mumkin. Yetilmagan teratomalarda esa embrional to‘qimalar ustunlik qiladi va ular malign xususiyatga ega bo‘lishi mumkin.

Disgerminoma germinogen o‘smalarning malign turi bo‘lib, yirik hujayralar, aniq chegaralangan sitoplazma va yirik yadrolar bilan tavsiflanadi. Ushbu o‘smalar patomorfologik jihatdan nisbatan bir xil tuzilishga ega bo‘lib, immunogistokimyoviy markerlar yordamida aniqlanadi. Disgerminomalarning o‘ziga xos xususiyati ularning nisbatan yaxshi prognozga ega bo‘lishidir.

Jinsiy stromal o‘smalar tuxumdonning gormonal faol to‘qimalaridan rivojlanadi. Granulyoz hujayrali o‘smalarda patomorfologik jihatdan kichik hujayralar, Call-Exner tanachalari va estrogen ishlab chiqarish belgilari aniqlanadi. Sertoli-Leydig hujayrali o‘smalarda esa tubulyar tuzilmalar va androgen ishlab chiqarishga xos morfologik belgilar kuzatiladi.

Patomorfologik o‘zgarishlarni chuqur baholashda immunogistokimyoviy tekshiruvlar muhim ahamiyatga ega. Ushbu usul yordamida hujayralarning kelib chiqishi, proliferativ faolligi va malignlik darajasi aniqlanadi. Ki-67, p53, estrogen va progesteron retseptorlari kabi markerlar tuxumdon o‘smalarining biologik xususiyatlarini aniqlashda keng qo‘llaniladi.

Shunday qilib, tuxumdon o‘smalarining patomorfologik o‘zgarishlari va gistologik turlari nihoyatda xilma-xil bo‘lib, ularning har biri o‘ziga xos morfologik va biologik xususiyatlarga ega. Ushbu o‘zgarishlarni chuqur o‘rganish kasallikni to‘g‘ri tashxislash, prognozini aniqlash va individual davolash strategiyalarini ishlab chiqishda muhim ilmiy asos bo‘lib xizmat qiladi.

Patomorfologik o‘zgarishlar tirik organizm to‘qima va hujayralarida kasallik ta’sirida yuzaga keladigan strukturaviy, morfologik va funksional buzilishlarni ifodalaydi va bu o‘zgarishlar kasallikning rivojlanish mexanizmini, og‘irlik darajasini hamda yakuniy oqibatini tushunishda muhim ahamiyat kasb etadi. Patomorfologiya fanining asosiy vazifasi patologik jarayonlar vaqtida to‘qima va hujayralarda kechadigan morfologik o‘zgarishlarni makroskopik va mikroskopik darajada o‘rganishdan iborat bo‘lib, u klinik tashxis, davolash va prognoz belgilashda muhim ilmiy asos bo‘lib xizmat qiladi. Patomorfologik o‘zgarishlar kelib chiqishiga ko‘ra turli omillar bilan bog‘liq bo‘lib, ular fizik, kimyoviy, biologik, genetik va immunologik sabablar natijasida yuzaga kelishi mumkin. Ushbu omillar hujayra metabolizmini buzadi, fermentativ jarayonlar izdan chiqadi, hujayra ichki tuzilmalari zararlanadi va natijada to‘qimalarning normal arxitekturasi o‘zgaradi. Patologik jarayonlarning dastlabki bosqichida ko‘pincha qaytuvchan o‘zgarishlar kuzatiladi, bunda hujayra shikastlangan bo‘lsa-da, sabab bartaraf etilganda u o‘z funksiyasini tiklash qobiliyatiga ega bo‘ladi, biroq zarar uzoq davom etsa yoki kuchli bo‘lsa, qaytmas patomorfologik o‘zgarishlar rivojlanadi. Qaytuvchan patomorfologik o‘zgarishlarga hujayraning shishishi, gidropik degeneratsiya, yog‘li o‘zgarishlar va vakuolyar distrofiyalar kiradi, bu holatlarda hujayra ichida suv, yog‘ yoki boshqa moddalar to‘planishi natijasida sitoplazmaning tuzilishi buziladi, ammo yadroning asosiy strukturasi saqlanib qoladi. Qaytmas o'zgarishlar esa nekroz va apoptoz kabi jarayonlar bilan namoyon bo'lib, bu holatlarda hujayra butunlay nobud bo'ladi va uning o'rnini biriktiruvchi to'qima yoki boshqa patologik tuzilmalar egallaydi. Nekroz patomorfologik jarayonlarning eng muhim ko'rinishlaridan biri bo'lib, u tirik to'qimaning mahalliy yoki keng miqyosda nobud bo'lishi bilan xarakterlanadi va ko'pincha qon aylanishining buzilishi, infeksiya, toksik ta'sir yoki travma natijasida yuzaga keladi.

Nekroz jarayonida hujayra yadrosida karyopiknoz, karyoreksis va karyolizis kabi o'zgarishlar ketma-ket rivojlanadi, sitoplazmada esa denaturatsiya va fermentativ parchalanish jarayonlari ustunlik qiladi. Nekrozning koagulyatsion, kollikvatsion, kazeoz, yog'li va fibrinoid turlari mavjud bo'lib, ularning har biri ma'lum kasalliklarga xos gistologik manzara bilan tavsiflanadi. Koagulyatsion nekroz asosan parenximatoz a'zolarda, masalan yurak, buyrak va taloqda uchraydi va oqsillarning koagulyatsiyasi tufayli to'qima konturlari nisbatan saqlanib qoladi. Kollikvatsion nekroz ko'proq markaziy asab tizimi to'qimalarida kuzatilib, to'qimaning suyuqlanishi va yumshashi bilan ifodalanadi. Kazeoz nekroz sil kasalligiga xos bo'lib, mikroskop ostida donador, amorf massalar ko'rinishida namoyon bo'ladi. Yog'li nekroz oshqozon osti bezi patologiyalarida va travmatik jarayonlarda uchrab, yog' hujayralarining parchalanishi bilan bog'liq. Fibrinoid nekroz esa asosan autoimmun va allergik kasalliklarda tomir devorlarida kuzatiladi va fibringa o'xshash moddalar to'planishi bilan tavsiflanadi. Apoptoz esa fiziologik va patologik sharoitlarda hujayralarning dasturlashtirilgan o'limi bo'lib, u yallig'lanishsiz kechadi va atrof to'qimalarga zarar yetkazmaydi, bu jarayon organizmda hujayra populyatsiyasini muvozanatda saqlashda muhim rol o'ynaydi.

Patomorfologik o'zgarishlarning yana bir muhim guruhi distrofiyalar bo'lib, ular hujayra va to'qimalarda moddalar almashinuvining buzilishi natijasida yuzaga keladi. Distrofiyalar oqsilli, yog'li, uglevodli va mineral turlarga bo'linadi va har birining o'ziga xos gistologik belgilari mavjud. Oqsilli distrofiyalar hujayra sitoplazmasida gialin tomchilarining to'planishi yoki tolalar strukturasining buzilishi bilan namoyon bo'lib, ko'pincha buyrak kanalchalari epiteliyida uchraydi. Yog'li distrofiyalar esa gepatotsitlarda yog' tomchilarining to'planishi bilan ifodalanadi va jigar steatozi rivojlanishiga olib keladi. Uglevodli distrofiyalar glikogen almashinuvining buzilishi bilan bog'liq bo'lib, qandli diabetda yaqqol namoyon bo'ladi. Mineral distrofiyalar esa kalsiy, temir yoki boshqa tuzlarning patologik to'planishi bilan tavsiflanadi. Patomorfologik o'zgarishlar ichida yallig'lanish jarayoni alohida o'rin tutadi, chunki u ko'plab kasalliklarning asosiy patogenetik bo'g'ini hisoblanadi. Yallig'lanish to'qimaning shikastlanishga javob reaksiyasi bo'lib, u alteratsiya, eksudatsiya va proliferatsiya bosqichlari orqali kechadi va bu bosqichlarning har biri gistologik jihatdan aniqlanadigan belgilar bilan ifodalanadi.

Yallig'lanish jarayonining alteratsiya bosqichida hujayra va to'qimalarda birlamchi shikastlanishlar kuzatiladi, bunda hujayra membranalarining o'tkazuvchanligi ortadi, mitoxondriyalar shishadi, lizosomal fermentlar faollashadi va bu jarayonlar hujayra ichki tuzilmalarining parchalanishiga olib keladi. Eksudatsiya bosqichida tomir devorlari kengayadi, qon oqimi sekinlashadi va plazma hamda qon shaklli elementlari tomirdan tashqariga chiqib, yallig'lanish o'chog'ida to'planadi, natijada shish, qizarish va og'riq kabi klinik belgilar paydo bo'ladi. Proliferatsiya bosqichida esa fibroblastlar, endotelial hujayralar va epiteliy hujayralarining ko'payishi kuzatiladi, bu jarayon shikastlangan to'qimani tiklashga qaratilgan bo'lsa-da, ba'zi hollarda chandiq to'qima hosil bo'lishi bilan yakunlanadi. Yallig'lanish o'tkir va surunkali turlarga bo'linadi, o'tkir yallig'lanishda eksudativ jarayonlar ustunlik qilsa, surunkali yallig'lanishda proliferativ va destruktiv o'zgarishlar yetakchi bo‘ladi. O‘tkir yallig‘lanishning seroz, fibrinoz, yiringli, gemorragik va kataral shakllari mavjud bo‘lib, ularning har biri eksudat tarkibi va gistologik manzarasi bilan farqlanadi. Seroz yallig‘lanishda suyuq, oqsilga kambag‘al eksudat to‘planadi va bu ko‘pincha teri pufakchalari yoki seroz bo‘shliqlarda uchraydi. Fibrinoz yallig‘lanishda fibrin tolalarining cho‘kishi natijasida to‘qima yuzasida kulrang oq qavat hosil bo‘ladi, bu holat yurak pardalari yoki ichak shilliq qavatida kuzatilishi mumkin. Yiringli yallig‘lanish neytrofillar va nekrotik massalarga boy eksudat bilan tavsiflanadi va abscess, flegmona hamda empiyema kabi shakllarda namoyon bo‘ladi. Gemorragik yallig‘lanishda esa eksudat tarkibida eritrotsitlar ko‘p bo‘ladi, bu og‘ir infeksiyalar va toksik ta’sirlarda uchraydi. Kataral yallig‘lanish shilliq qavatlarga xos bo‘lib, shilimshiq ajralma ko‘payishi bilan kechadi. Surunkali yallig‘lanish uzoq davom etishi bilan ajralib turadi va bunda limfotsitlar, plazmatik hujayralar hamda makrofaglar ustunlik qiladi, to‘qimada fibroz o‘zgarishlar rivojlanadi va a’zoning funksiyasi asta-sekin susayadi. Patomorfologik o‘zgarishlarning yana bir muhim turi qon aylanishi buzilishlari bilan bog‘liq bo‘lib, ular giperemiya, ishemiya, staz, tromboz va emboliya kabi holatlarni o‘z ichiga oladi. Giperemiya arterial va venoz turlarga bo‘linadi, arterial giperemiyada tomirlar kengayib, to‘qima qonga to'yinsa, venoz giperemiyada qonning qaytishi qiyinlashib, to'qimada ko'kimtir rang va shish paydo bo'ladi. Ishemiya qon ta'minotining kamayishi bilan tavsiflanadi va uzoq davom etganda nekroz rivojlanishiga olib keladi. Staz qon oqimining to'xtab qolishi bo'lib, kapillyarlarda qon hujayralari bir-biriga yopishib qoladi. Tromboz tomir ichida qon ivishi natijasida tromb hosil bo'lishi bilan ifodalanadi va u hayot uchun xavfli asoratlarni keltirib chiqarishi mumkin. Emboliya esa tomir bo'ylab harakatlanib kelgan begona zarrachalar natijasida tomirning to'silib qolishi bilan bog'liq bo'lib, uning havo, yog', tromboembol va to'qima emboliyalari mavjud. Qon aylanishi buzilishlari natijasida a'zolarda ikkilamchi patomorfologik o'zgarishlar, jumladan infarktlar va gemorragiyalar yuzaga keladi. Infarkt ishemiya natijasida to'qimaning cheklangan nekrozi bo'lib, yurak, o'pka, buyrak va taloqda tez-tez uchraydi va ularning gistologik manzarasi nekroz turi va davomiyligiga bog'liq holda farqlanadi. Gemorragiyalar esa tomir devorining shikastlanishi yoki o'tkazuvchanligining oshishi natijasida qonning to'qima ichiga chiqishi bilan tavsiflanadi va ular petechiya, ekximoz hamda gematoma shakllarida namoyon bo'ladi. Patomorfologik jarayonlar ichida regeneratsiya va kompensatsiya mexanizmlari ham muhim o'rin tutadi, chunki ular organizmning shikastlanishga moslashuvini ta'minlaydi va a'zolarning funksional imkoniyatlarini tiklashga yordam beradi.

2.3. Diagnostika usullari va differensial tashxis

Tuxumdon o‘smalarini erta aniqlash va ularni boshqa ginekologik yoki umumiy abdominal patologiyalardan ajratish maqsadida diagnostika usullari va differensial tashxis muhim ahamiyatga ega. Ushbu jarayon klinik belgilarni baholash, laborator tahlillar, instrumental tekshiruvlar va patomorfologik tasdiqni o‘z ichiga oladi. Diagnostika usullarining to‘g‘ri tanlanishi va differensial tashxisning puxta amalga oshirilishi tuxumdon o‘smalarining samarali davolashini ta’minlaydi va bemorning prognozini yaxshilashga yordam beradi.

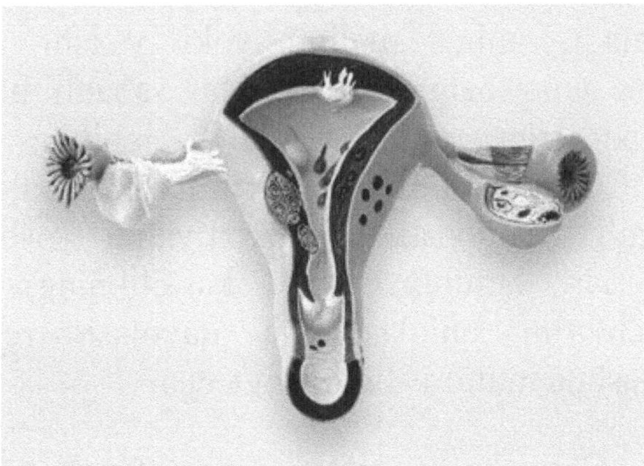

Klinik baholash diagnostikaning dastlabki bosqichi hisoblanadi. Bemorning shikoyatlari va anamnez ma’lumotlari asosida shifokor o‘smaga shubha qiladi. Qorin pastki qismida doimiy og'riq, qorin hajmining o'sishi, hayz siklining buzilishi, metrorragiyalar yoki reproduktiv qiyinchiliklar kabi belgilar kuzatilsa, tuxumdon o'smalaridan shubhalanish asosiy vazifa hisoblanadi. Gormonal faol o'smalar holatida virilizatsiya, galaktoreya yoki amenoreya kabi klinik belgilar ham qo'shimcha diagnostik signallar sifatida baholanadi.

Laborator tekshiruvlar tuxumdon o'smalarining tabiati va rivojlanish darajasini aniqlashda yordam beradi. Eng keng qo'llaniladigan markerlardan biri CA-125 bo'lib, u asosan seroz va boshqa epiteliya kelib chiqishli o'smalarda darajasi oshadi. Biroq CA-125 darajasi faqatgina patologik jarayon mavjudligini ko'rsatadi, uning malign yoki yaxshi sifatli ekanini aniq belgilamaydi. Shu sababli boshqa onkomarkerlar, jumladan HE4, inhibin, AFP, beta-hCG va LDH bilan birgalikda baholash samarali diagnostika imkoniyatini oshiradi. Markerlar kombinatsiyasi kasallikning kech bosqichlarini aniqlash va davolash rejasini belgilashda muhim ahamiyatga ega.

Ultratovush tekshiruvi (US) tuxumdon o'smalarini aniqlashda birinchi darajali instrumental metod hisoblanadi. Transvaginal ultratovush yordamida o'smalarning hajmi, tuzilishi, ichki komponentlari, qalinligi va qon ta'minoti baholanadi. Doppler US yordamida o'smaning angiogenez faolligi, ya'ni qon tomir tarmoqlari intensivligi aniqlanadi, bu esa malignlik ehtimolini baholashda muhimdir. Kistoz o'smalar silliq devorli va anekogen bo'lib ko'rinadi, solid komponentlar esa zich va giperechoik bo'ladi.

Kompyuter tomografiya (KT) va magnit-rezonans tomografiya (MRT) tuxumdon o'smalarining anatomik joylashuvi, kattaligi va atrof to'qimalarga ta'sirini baholashda qo'llaniladi. KT asosan o'smalarning qorin bo'shlig'iga tarqalishini aniqlashda samarali bo'lsa, MRT yumshoq to'qimalar kontrasti orqali o'smalarning mikroskopik tuzilishini yaxshiroq ko'rsatadi. Shu bilan birga, MRT gormonal faol o'smalarni baholash va differensial tashxisda kistoz va solid komponentlarni aniqlashda qo'llaniladi.

Endovaginal yoki laparoskopik tekshiruv tuxumdon o'smalarini bevosita vizualizatsiya qilish imkonini beradi. Laparoskopiya yordamida o'smalarning yuzasi, kapsulasi, qon ta'minoti va atrof to'qimalarga kirib borishi baholanadi. Shu bilan birga, laparoskopik biopsiya yordamida olingan namunalar patomorfologik tekshiruv uchun yuboriladi, bu esa aniq tashxis qo'yishda hal qiluvchi ahamiyatga ega.

Patomorfologik tekshiruv tuxumdon o‘smalarini to‘liq tasdiqlashning asosiy usuli hisoblanadi. Biopsiya yoki jarrohlikdan olingan o‘smaviy to‘qima histologik, immunogistokimyoviy va molekulyar tekshiruvlar orqali tahlil qilinadi. Bu bosqichda o‘smalarning gistologik turi, gormonal faoliyati, proliferativ faolligi va malignlik darajasi aniqlanadi. Histologik tekshiruv asosida epiteliy, germinogen yoki stromal kelib chiqishli o‘smalar ajratiladi va davolash strategiyasi belgilanadi.

Differensial tashxis tuxumdon o‘smalarini boshqa qorin bo‘shlig‘i yoki ginekologik patologiyalardan ajratishda muhimdir. Kistoz tuxumdon o‘smalari, endometrioid kistalar, polikistik tuxumdon sindromi, bachadon yoki appendiks o‘smalari, mesenterial kistalar bilan differensial tashxis qilinadi. Solid o‘smalarni esa leiomiyoma, fibroma, seroz adenoma va metastatik jarayonlardan ajratish zarur. Buning uchun klinik, laborator va instrumental ma’lumotlar birlashtiriladi, shuningdek, histologik tekshiruv yordamida yakuniy tashxis qo‘yiladi.

Shuningdek, homiladorlik yoki reproduktiv yoshdagi ayollarda tuxumdon o‘smalarini differensial tashxisda alohida e’tibor talab etadi. Homiladorlik bilan bog‘liq fiziologik kistalar, jumladan lutein kista yoki gravid kista, patologik o'smalardan ajratilishi kerak. Bu bosqichda ultratovush, gormonal testlar va laborator indikatorlar kombinatsiyasi qo'llaniladi.

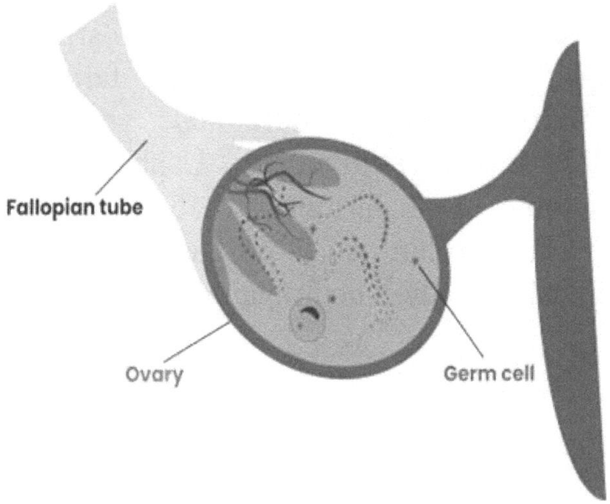

Yuqorida ta'kidlangan diagnostika usullari va differensial tashxis bir-birini to'ldiruvchi, integratsiyalashgan yondashuvni talab qiladi. Dastlabki klinik baholash shifokorga shubhali o'smalarni aniqlash imkonini beradi, laborator tahlillar va markerlar esa patologik jarayonning tabiati va agressivligini ko'rsatadi. Instrumental metodlar o'smalarning joylashuvi, tuzilishi va atrof to'qimalarga ta'sirini aniqlaydi. Patomorfologik tekshiruv esa yakuniy tashxis va davolash strategiyasini belgilashda hal qiluvchi ahamiyatga ega.

Shunday qilib, tuxumdon o'smalarining

diagnostikasi ko'p bosqichli, kompleks yondashuvni talab qiluvchi jarayon bo'lib, klinik belgilardan tortib, laborator, instrumental va patomorfologik tekshiruvlar majmuasini o'z ichiga oladi. Differensial tashxis esa o'smalarning boshqa patologik jarayonlardan farqlanishini ta'minlab, bemorga individual va samarali davolash imkoniyatini beradi. Ushbu yondashuv tuxumdon o'smalarining erta aniqlanishi, asoratlarning oldini olish va kasallik natijalarini yaxshilashda muhim ahamiyatga ega.

III BOB. TUXUMDON O‘SMALARINING AKUSHERLIK AMALIYOTIDAGI AHAMIYATI

3.1. Homiladorlik davrida tuxumdon o‘smalarining kechishi

Homiladorlik davrida tuxumdon o‘smalarining kechishi akusherlik amaliyotida alohida ahamiyatga ega bo‘lib, bu jarayon nafaqat ona, balki homila salomatligiga ham bevosita ta’sir ko‘rsatadi. Tuxumdon o‘smalari homiladorlik vaqtida ko‘p hollarda asimptomatik kechadi, ammo o‘smalarning hajmi, tuzilishi va joylashuvi homiladorlikning davomiyligi va murakkabligi bilan bog‘liq holda turli klinik manzaralar hosil qilishi mumkin. Ushbu holat akusherlik amaliyotida aniqlik, xavfsizlik va to‘g‘ri boshqaruvni talab qiladi.

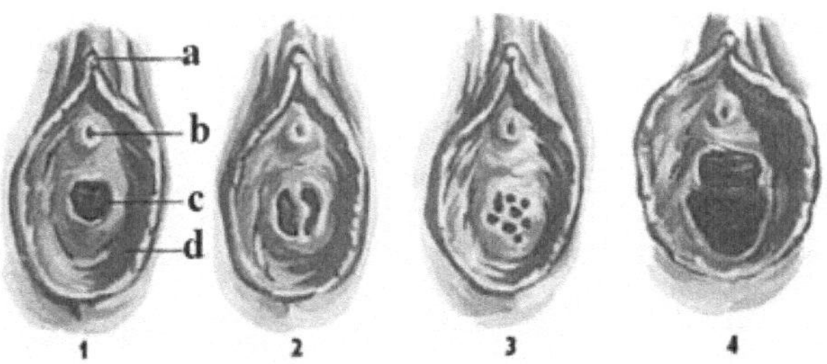

Homiladorlikning dastlabki trimestrida tuxumdon o‘smalari ko‘pincha tasodifiy tarzda, ultratovush tekshiruvi davomida aniqlanadi. Odatda bu o‘smalar kistoz shaklda bo‘lib, o‘lchami kichik va klinik simptomlar bilan namoyon bo‘lmaydi. Ko‘p hollarda bu kistalar lutein kistalari bo‘lib, ular homiladorlik gormonal muhitida tabiiy regressiyaga uchraydi. Lutein kistalarining mavjudligi homiladorlikning davomiyligiga salbiy ta’sir qilmaydi, lekin ularni kuzatib borish zarur. Bunday hollarda ultratovush monitoringi orqali o‘smalarning hajmi va tuzilishi nazorat qilinadi, bu esa asoratlarning oldini olishga yordam beradi. O‘smalarning kattalashuvi yoki solid komponentlarning mavjudligi homiladorlik davrida klinik kechishni murakkablashtiradi. Katta hajmli o‘smalar qorin bo‘shlig‘ida joylashgan homilaga bosim o‘tkazishi mumkin, bu esa diskomfort, qorin og‘rig‘i, qattiqlik yoki siydik ajralishi bilan bog‘liq klinik belgilarni yuzaga keltiradi. Shu bilan birga, tuxumdon o‘smalarining burilishi homiladorlik davrida jiddiy shoshilinch holat hisoblanadi. Burilish oqibatida o‘smaviy oyoqchada qon aylanishi to‘xtashi, o‘tkir qorin sindromi, ko‘ngil aynishi va qusish paydo bo‘lishi mumkin. Bu holat shoshilinch jarrohlik aralashuvini talab qiladi, chunki kechikish ona va homila hayotiga xavf soladi.

Homiladorlikning ikkinchi va uchinchi trimestrlarida tuxumdon o‘smalari qorin bo‘shlig‘ida o‘sib borayotgan bachadon bilan o‘zaro aloqaga kiradi. Bu jarayonda o‘smalarning joylashuvi va elastikligi muhim ahamiyat kasb etadi. Ba’zi hollarda o‘smalar homilaning joylashuvini yoki bachadonning pastki segmentini siqishi mumkin, bu esa homiladorlikning fiziologik jarayonlariga salbiy ta’sir ko‘rsatadi. Shu sababli o‘smalarning ultratovush orqali muntazam kuzatilishi zarur bo‘ladi, bu homiladorlikning xavfsiz kechishini ta’minlashda asosiy chora hisoblanadi. Gormonal faol tuxumdon o‘smalari homiladorlik davomida alohida e’tibor talab qiladi. Estrogen yoki progesteron ishlab chiqaruvchi o‘smalar homiladorlikning fiziologik gormonal muhitini kuchaytirishi yoki buzishi mumkin. Bu o‘smalarning mavjudligi hayz sikli va ovulyatsiya davrida kuzatiladigan simptomlarni o‘rnini bosuvchi klinik belgilarni paydo qilishi mumkin. Masalan, androgen ishlab chiqaruvchi o‘smalar homiladorlik davrida virilizatsiya belgilarini kuchaytirishi yoki homila rivojlanishiga noaniq ta’sir ko‘rsatishi ehtimoli mavjud. Shu sababli bunday o‘smalar aniqlanganda, gormonal faoliyatni baholash va nazorat qilish zarurati tug‘iladi.

Akusherlik amaliyotida tuxumdon o‘smalarining homiladorlik davrida kechishini baholashda laborator tahlillar muhim o‘rin tutadi. Onkomarkerlar, xususan CA-125 darajasi homiladorlik davrida fiziologik ravishda oshishi mumkinligi sababli, ularni baholashda ehtiyotkorlik talab etiladi. Shu bois, diagnostika va davolash strategiyasini belgilashda ultratovush va laborator ma'lumotlar birgalikda tahlil qilinadi.

Patomorfologik jihatdan homiladorlik davrida aniqlangan tuxumdon o'smalari o'ziga xos xususiyatlarga ega bo'lishi mumkin. Kistoz o'smalar silliq devorli va suyuqlik bilan to'ldirilgan bo'lsa, solid komponentlar yoki aralash tuzilish o'smalarning malignlik ehtimolini oshiradi. Shu sababli o'smalarning mikroskopik va immunogistokimyoviy tahlili homiladorlikdan oldin yoki shoshilinch holatlarda amalga oshiriladi, bunda ona va homila xavfsizligi birinchi o'rinda turadi.

Jarrohlik aralashuviga ehtiyoj homiladorlik davrida ehtiyotkorlik bilan baholanadi. Dastlabki trimestrda o'smalarning burilishi, yorilishi yoki o'sishi tezlashgan hollarda laparoskopik yoki laparotomiya orqali operativ davolash zarur bo'lishi mumkin. Ikkinchi trimestr esa jarrohlik uchun eng xavfsiz davr hisoblanadi, chunki homilaning rivojlanishi va uteroplatsentar qon ta'minoti barqaror bo'ladi. Uchinch trimestrda operatsiya xavfi oshadi, shuning uchun faqat shoshilinch holatlar bo'lganda amalga oshiriladi.

Homiladorlik davomida tuxumdon

o‘smalarining kechishini boshqarishda multidisipliner yondashuv talab etiladi. Ginekolog, akusher va patolog mutaxassislar birgalikda bemorning holatini baholaydi, o‘smalarning hajmi va tuzilishini monitoring qiladi va zarur bo‘lganda jarrohlik yoki konservativ davolash choralarini qo‘llaydi. Shu bilan birga, homila salomatligi, ona umumiy holati va gormonal muvozanat nazorat qilinadi.

Shunday qilib, homiladorlik davrida tuxumdon o‘smalarining kechishi klinik jihatdan murakkab va ko‘p omilli jarayon bo‘lib, u o‘smalarning hajmi, tuzilishi, gormonal faolligi va joylashuviga bog‘liq. Asimptomatik o‘smalar ko‘pincha monitoring va konservativ kuzatuv orqali boshqariladi, ammo shoshilinch asoratlar yuzaga kelganda jarrohlik aralashuvi zarur bo‘ladi. Multidisipliner yondashuv, ultratovush monitoringi, laborator va patomorfologik tekshiruvlar homiladorlikning xavfsiz kechishini va ona hamda homila salomatligini ta’minlashda hal qiluvchi rol o‘ynaydi. Ushbu yondashuv akusherlik amaliyotida tuxumdon o‘smalarining samarali boshqaruvini ta’minlash va asoratlarning oldini olish imkonini beradi.

Homiladorlik davrida tuxumdon o‘smalarining kechishi klinik va patomorfologik jihatdan murakkab jarayon bo‘lib, u ona organizmidagi gormonal, gemodinamik va immunologik o'zgarishlar bilan chambarchas bog'liq holda rivojlanadi. Homiladorlik paytida tuxumdonlarda fiziologik ravishda yuz beradigan morfologik o'zgarishlar o'smalarni erta aniqlashni qiyinlashtiradi, chunki ko'plab benign shakllar funksional kistalar bilan klinik va ultratovush belgilariga ko'ra o'xshash bo'ladi. Patomorfologik nuqtai nazardan homiladorlik davrida aniqlanadigan tuxumdon o'smalarining aksariyati benign xarakterga ega bo'lib, ular asosan seroz va mutsinoz kistadenomalar, dermoid kistalar hamda follikulyar va lutein kistalardan iborat bo'ladi. Homiladorlikning dastlabki trimestrida ko'pincha sariq tana kistalari uchraydi va ular progesteron ishlab chiqarishda muhim rol o'ynagani sababli ma'lum vaqtgacha saqlanib turadi, biroq ko'pchilik hollarda ikkinchi trimestrga kelib regressiyaga uchraydi. Gistologik jihatdan sariq tana kistalari granulyoza va teka hujayralarining gipertrofiyasi, sitoplazmaning lipid tomchilariga boyligi hamda qon tomirlarning kengayishi bilan tavsiflanadi. Benign tuxumdon o'smalari homiladorlik davomida odatda sekin o'sadi, biroq bachadonning kattalashuvi natijasida ularning anatomik joylashuvi o'zgarib, burilish, yorilish yoki qon ketish kabi asoratlar yuzaga kelishi mumkin. Bunday hollarda patomorfologik tekshiruvda o'smada gemorragik nekroz, stromaning shishi va yallig'lanish infiltratsiyasi aniqlanadi. Homiladorlik davrida malign tuxumdon o‘smalari nisbatan kam uchrasa-da, ularning kechishi agressiv bo‘lishi mumkin, chunki immun tolerantlikning kuchayishi o‘sma hujayralarining nazoratsiz proliferatsiyasiga sharoit yaratadi. Malign o‘smalarda gistologik jihatdan hujayra atipiyasi, yadro-polimorfizm, mitotik faollikning oshishi va stromaga invaziya belgilari aniqlanadi. Seroz karsinomalar homiladorlik davrida eng ko‘p uchraydigan malign tuxumdon o‘smalari bo‘lib, ular papilliar tuzilmalar, ko‘p qavatli epiteliy va psammoma tanachalari bilan xarakterlanadi. Mutsinoz karsinomalar esa katta hajmli bo‘lib, ko‘p kamerali tuzilishga ega va shilliq modda ishlab chiqaruvchi epiteliy bilan qoplangan bo‘ladi. Homiladorlik davrida tuxumdon o‘smalarining klinik kechishi ko‘pincha simptomlarsiz bo‘lib, ular tasodifan ultratovush tekshiruvlari vaqtida aniqlanadi, biroq o‘sma kattalashgani sayin pastki qorin sohasida og‘riq, bosim hissi, ich ketishi yoki siydik ajralishining buzilishi kabi belgilar paydo bo‘lishi mumkin. Patomorfologik baholash homiladorlik davrida tuxumdon o‘smalarini boshqarishda muhim ahamiyatga ega bo‘lib, u o‘smaning benign yoki malignligini, differensial diagnostikasini va keyingi davolash taktikasini belgilashda asos bo‘lib xizmat qiladi.

Homiladorlik davrida tuxumdon o‘smalarining patomorfologik xususiyatlari nafaqat o‘smaning histogeneziga, balki homiladorlikning davomiyligiga ham bog‘liq bo‘lib, gestatsiya jarayonida o‘zgarib boradigan gormonal fon o‘sma hujayralarining proliferativ faolligiga bevosita ta’sir ko‘rsatadi. Estrogen va progesteron darajasining keskin ortishi ayrim benign o‘smalarning nisbatan tez kattalashishiga sabab bo‘lishi mumkin, ayniqsa granulyoza hujayrali o‘smalarda gormon ishlab chiqarish faolligi kuchayib, endometriyda ikkilamchi giperplastik jarayonlar yuzaga keladi. Gistologik tekshiruvlarda bunday o‘smalarda granulyoza hujayralarining qatlamlanishi, Kall-Exner tanachalarining mavjudligi va sitoplazmada steroid gormonlarga boy inkluziyalar aniqlanadi. Homiladorlik davrida tuxumdon stromasida gemodinamik o‘zgarishlar kuchayib, qon tomirlar kengayadi va ularning devorlari mo‘rtlashadi, bu esa o‘smalarda qon quyilishlar va gemorragik o‘zgarishlarning ko‘payishiga olib keladi. Ayrim hollarda o‘sma kapsulasining yorilishi kuzatilib, qorin bo‘shlig‘iga qon ketishi yoki shilliq moddaning tarqalishi mumkin, bu esa o‘tkir jarrohlik aralashuvini talab qiladi. Malign tuxumdon o‘smalarida homiladorlik davrida angiogenez jarayoni faollashadi, bu esa o‘sma to‘qimasining tez o‘sishi va metastaz berish xavfini oshiradi, patomorfologik jihatdan esa yangi hosil bo‘lgan notekis va yetilmagan qon tomirlari, stromaning desmoplastik reaksiyasi hamda invaziv o‘sish belgilari bilan namoyon bo‘ladi. Homiladorlik paytida immun tizimning fiziologik susayishi o‘sma hujayralarining immun nazoratdan qisman chetda qolishiga olib kelib, bu holat ayniqsa epitelial karsinomalar va embrional o‘smalarda yaqqol seziladi. Disgerminomalar homiladorlik davrida nisbatan kam uchrasa-da, yosh ayollarda aniqlanishi mumkin bo‘lib, ularning gistologik manzarasi katta, och sitoplazmali hujayralar, aniq chegaralangan yadro va limfotsitar infiltratsiya bilan tavsiflanadi. Homiladorlik davrida tuxumdon o‘smalarini differensial tashxislashda patomorfologik tekshiruv bilan bir qatorda immunogistokimyoviy usullar ham muhim ahamiyatga ega bo‘lib, ular o‘smaning kelib chiqishini aniqlash va malignlik darajasini baholash imkonini beradi. Masalan, epitelial o‘smalarda sitokeratinlar, CA-125 va WT-1 markerlarining ekspressiyasi aniqlansa, jinsiy hujayrali o‘smalarda PLAP, OCT3/4 va AFP kabi markerlar muhim diagnostik ahamiyatga ega bo‘ladi. Homiladorlik davrida tuxumdon o‘smalarining kechishi ona va homila uchun xavflarni o‘z ichiga oladi, chunki o‘smaning kattalashishi bachadon o‘sishiga mexanik to‘sqinlik qilishi, platsentar qon aylanishini buzishi yoki muddatidan oldin tug‘ruqni qo‘zg‘atishi mumkin. Shu sababli patomorfologik xulosalar klinik qaror qabul qilishda muhim rol o‘ynaydi va jarrohlik aralashuvi zarurati, uning vaqti hamda hajmi aynan o'smaning histologik turi va biologik xulq-atvoriga asoslanib belgilanadi. Homiladorlik davrida aniqlangan tuxumdon o'smalarining ko'pchiligida konservativ kuzatuv tanlanadi, biroq malignlikka shubha tug'ilganda yoki asoratlar rivojlanganda ikkinchi trimestrda jarrohlik aralashuvi eng maqbul davr hisoblanadi, chunki bu vaqtda homila uchun xavf nisbatan past bo'ladi. Patomorfologik tahlil natijalari homiladorlikdan keyingi davrda ham muhim bo'lib, ular ayolning keyingi reproduktiv salomatligini baholash va takrorlanish xavfini aniqlashga yordam beradi.

3.2. Tuxumdon o‘smalarining homila va ona organizmiga ta’siri

Tuxumdon o‘smalarining homila va ona organizmiga ta’siri homiladorlik davrida klinik amaliyotda muhim ahamiyatga ega bo‘lib, bu jarayon turli mexanizmlar orqali namoyon bo‘ladi. O‘smalarning hajmi, tuzilishi, joylashuvi, gormonal faoliyati va sifatiga qarab, ular homiladorlik fiziologiyasiga va ona salomatligiga sezilarli darajada ta’sir ko‘rsatishi mumkin. Ushbu ta’sirlar asosan ikki asosiy yo‘nalishda – anatomik-bosim ta’siri va gormonal o‘zgarishlar orqali yuzaga keladi.

Katta hajmli o‘smalar qorin bo‘shlig‘ida homilador bachadon, siydik yo‘llari va ichak tizimiga bosim o‘tkazadi. Bu bosim natijasida homilaning joylashuvi va o‘sishi sezilarli darajada ta’sirlanishi mumkin. Masalan, o‘smalarning pastki segmentga yaqin joylashuvi homila bosimini o‘zgartirishi va normal tug‘ilish yo‘lini murakkablashtirishi ehtimoli mavjud. Shu bilan birga, o‘smalarning qorin bo‘shlig‘ida zich joylashishi ona organizmida qorin og‘rig‘i, qabziyat, siydik ajralishi bilan bog‘liq klinik simptomlarni yuzaga keltiradi. Bu holat ayniqsa uchinchi trimestrda sezilarli bo‘ladi, chunki bachadon kattalashishi va qorin bo‘shlig‘ida joyni egallashi o‘smalarning ta’sirini kuchaytiradi.

O‘smalarning burilishi homiladorlik davrida eng jiddiy shoshilinch asorat hisoblanadi. Burilish oqibatida tuxumdon oyoqchasida qon aylanishi to‘xtashi mumkin, bu esa o‘tkir qorin sindromi, ko‘ngil aynishi, qusish, qon bosimining pasayishi va shok holatiga olib kelishi ehtimolini oshiradi. Burilish ayniqsa yumshoq kistoz yoki aralash tuzilishli o‘smalarda tez-tez kuzatiladi. Bu vaziyat shoshilinch jarrohlik aralashuvini talab qiladi, chunki kechikish homila va ona hayotiga xavf soladi.

Yorilish tuxumdon o‘smalarining yana bir xavfli oqibatidir. Solid komponentli yoki aralash o‘smalar yorilganda, o‘smaviy tarkib qorin bo‘shlig‘iga tushadi, natijada peritonit rivojlanadi. Peritonit esa ona organizmida og‘ir shok va infeksion asoratlarni keltirib chiqarishi mumkin. Shu sababli homiladorlik davrida o‘smalarning kattaligi va tuzilishini muntazam ultratovush orqali monitoring qilish zarurati tug‘iladi.

Gormonal faol o‘smalar homila va ona salomatligiga sezilarli ta’sir ko‘rsatadi. Estrogen yoki progesteron ishlab chiqaruvchi o‘smalar homiladorlikdagi gormonal balansni o‘zgartirishi mumkin. Masalan, yuqori darajadagi estrogen homilani ortiqcha stimulyatsiya qilishi, bachadon bo‘shlig‘idagi qon oqimini oshirishi yoki preeklampsiya rivojlanishiga hissa qo'shishi ehtimoli mavjud. Progesteron ishlab chiqaruvchi o'smalar esa bachadon bo'shlig'idagi mushak tonusini oshirib, kontraktsiyalarni kamaytirishi mumkin, bu esa tug'ilish jarayonini murakkablashtiradi.

Androgen ishlab chiqaruvchi tuxumdon o'smalari homiladorlik davrida virilizatsiya belgilarini kuchaytirishi mumkin. Bunday o'smalar ayollarda teri, soch va ovoz o'zgarishlariga olib kelishi mumkin, shuningdek, homilaning rivojlanishiga noaniq ta'sir ko'rsatishi ehtimoli mavjud. Shu sababli bunday o'smalarning aniqlanishi gormonal va ultratovush monitoringini talab qiladi.

Homiladorlik davrida tuxumdon o'smalari homila rivojlanishiga bevosita ta'sir ko'rsatishi mumkin. Katta o'smalar bachadon bo'shlig'ida joyni egallashi tufayli homilaning pozitsiyasini o'zgartiradi, ba'zi hollarda tug'ilish yo'llarini toraytiradi yoki homilaning pastki segmentga tushishini kechiktiradi. Bu esa asosan kechki trimestrda sezilarli bo'ladi va tug'ilish strategiyasini belgilashda hisobga olinadi. Shuningdek, qorin bo'shlig'idagi o'smalarning surunkali bosimi homilaning qon ta'minotiga sezilarli darajada ta'sir qilishi mumkin, bu esa intrauterin rivojlanish cheklanishi xavfini oshiradi.

O‘smalarning homiladorlik davrida ta’sirini kamaytirish uchun konservativ yondashuvlar keng qo‘llaniladi. Kichik hajmli, asimptomatik kistoz o‘smalar odatda muntazam ultratovush monitoringi bilan kuzatiladi. Homiladorlik davomida o‘smalarning hajmi yoki tuzilishi o‘zgarishi, burilish yoki yorilish belgilarining paydo bo‘lishi shoshilinch jarrohlik indikatsiyasi hisoblanadi. Jarrohlik aralashuvining vaqti odatda ikkinchi trimestrda tavsiya etiladi, chunki bu davr homila rivojlanishi va ona fiziologiyasi uchun eng xavfsiz hisoblanadi. Shu bilan birga, laparoskopik yoki laparotomik usullar yordamida o‘smalarni olib tashlash, qon aylanishini tiklash va qorin bo‘shlig‘ini tozalash amalga oshiriladi. Akusherlik amaliyotida tuxumdon o‘smalarining homiladorlik va tug‘ilish jarayoniga ta’siri ham hisobga olinadi. Katta o‘smalar vaginal tug‘ilish yo‘lini toraytirishi yoki tug‘ilish jarayonini murakkablashtirishi mumkin. Bu holatda kesarcha kesik ko‘pincha tavsiya etiladi, chunki o‘smalar tug‘ilish yo‘lida mexanik to‘siq hosil qilishi mumkin. Shu bilan birga, o‘smalarning joylashuvi, kattaligi va tuzilishi tug‘ilishdan oldin ultratovush orqali aniqlanadi va tug‘ilish strategiyasi individual tarzda belgilanadi.

Shunday qilib, tuxumdon o‘smalari

homila va ona organizmiga ta'sirini bir nechta asosiy mexanizmlar orqali ko'rsatadi: anatomik bosim, gormonal faoliyat, burilish va yorilish xavfi, shuningdek, tug'ilish jarayonini murakkablashtirish. Ushbu ta'sirlar homiladorlikning har bir bosqichida alohida e'tibor talab qiladi va multidisipliner yondashuvni zarur qiladi. Akusher, ginekolog va patolog mutaxassislar birgalikda bemorning holatini baholaydi, o'smalarning monitoringi va davolash strategiyasini belgilaydi. To'g'ri diagnostika, konservativ kuzatuv va shoshilinch jarrohlik aralashuvining uyg'unligi tuxumdon o'smalarining homila va ona salomatligiga bo'lgan salbiy ta'sirini kamaytiradi va homiladorlikning xavfsiz kechishini ta'minlaydi.

Ushbu yondashuv asosida homiladorlik davomida tuxumdon o'smalarining kechishi va ta'siri tizimli ravishda baholanadi. Bemorning klinik holati, ultratovush va laborator monitoring, gormonal faoliyat tahlili va shoshilinch asoratlar kuzatuvi orqali ona va homila xavfsizligini maksimal darajada ta'minlash mumkin. Shu bilan birga, homiladorlikdan keyingi davrda tuxumdon funksiyasini tiklash va reproduktiv salomatlikni saqlash ham e'tibordan chetda qolmaydi.

Tuxumdon o'smalarining homila va ona organizmiga ta'siri ko'p qirrali bo'lib, u o'smaning morfologik turi, biologik xulq-atvori, hajmi, joylashuvi hamda homiladorlik davri bilan chambarchas bog'liq holda namoyon bo'ladi. Ona organizmida homiladorlik davrida yuzaga keladigan fiziologik gormonal va gemodinamik o'zgarishlar tuxumdon o'smalarining kechishiga sezilarli ta'sir ko'rsatib, ayrim hollarda ularning o'sishini tezlashtirishi yoki asoratlar rivojlanishiga sabab bo'lishi mumkin. Benign tuxumdon o'smalari ko'pchilik hollarda ona organizmida uzoq vaqt simptomlarsiz kechadi, biroq bachadonning kattalashuvi natijasida o'sma mexanik bosim ostida qolib, burilish, kapsula yorilishi yoki ichki qon ketish kabi holatlar yuzaga kelishi mumkin, bu esa o'tkir qorin klinik manzarasini keltirib chiqarib, onaning umumiy ahvolini keskin og'irlashtiradi. Bunday vaziyatlarda patofiziologik jihatdan gemodinamik buzilishlar, gemorragik shok xavfi va anemiya rivojlanishi ehtimoli oshadi, bu esa homila uchun ham bilvosita xavf omili hisoblanadi. Malign tuxumdon o'smalari ona organizmiga yanada jiddiy ta'sir ko'rsatib, umumiy intoksikatsiya, metabolik buzilishlar, oqsil va energiya yetishmovchiligi hamda immun tizimning susayishi bilan kechadi, natijada homiladorlikning normal rivojlanishi izdan chiqishi mumkin. O'sma hujayralarining invaziv o'sishi va metastaz berish xususiyati ona organizmidagi hayotiy muhim a'zolar faoliyatini buzib, yurak-qon tomir va nafas tizimlariga ortiqcha yuk tushishiga olib keladi.

Tuxumdon o‘smalarining homilaga ta’siri asosan bilvosita bo‘lib, u platsentar qon aylanishining buzilishi orqali namoyon bo‘ladi, chunki ona organizmidagi gemodinamik va metabolik o‘zgarishlar platsentaga yetib boradigan kislorod va ozuqa moddalari miqdorini kamaytiradi. Natijada homilada intrauterin o‘sishdan orqada qolish, surunkali gipoksiya va funksional yetilmaslik holatlari rivojlanishi mumkin. Ayrim hollarda tuxumdon o‘smalari tomonidan ishlab chiqariladigan gormonlar yoki biologik faol moddalar homilaning endokrin muvozanatiga ta’sir ko‘rsatib, rivojlanish jarayonlarining buzilishiga sabab bo‘lishi ehtimoli mavjud. Masalan, gormon ishlab chiqaruvchi granulyoza hujayrali o‘smalarda estrogen darajasining oshishi ona organizmida endometriy giperplaziyasiga olib kelishi bilan birga, homiladorlikning barqarorligiga ham salbiy ta’sir ko‘rsatishi mumkin. Tuxumdon o‘smalari homiladorlik asoratlarining, jumladan muddatidan oldin tug‘ruq, preeklampsiya va platsentar yetishmovchilikning rivojlanish xavfini oshiradi, bu holatlar esa ona va homila salomatligi uchun jiddiy xavf tug‘diradi. Patomorfologik va klinik kuzatuvlar shuni ko‘rsatadiki, tuxumdon o‘smalarining homiladorlik davrida kechishi individual xususiyatlarga ega bo‘lib, har bir holatda ona va homila manfaatlarini muvozanatda saqlagan holda tibbiy taktika tanlash muhim ahamiyat kasb etadi.

3.3. Davolash taktikasi va akusherlikda olib borish prinsiplari

Tuxumdon o'smalarini davolash va akusherlik amaliyotida olib borish prinsiplari homiladorlik davrida ona va homila xavfsizligini ta'minlash, shuningdek, reproduktiv salomatlikni saqlashga qaratilgan kompleks yondashuvni talab qiladi. Davolash taktikasi o'smalarning hajmi, tuzilishi, gistologik xususiyati, gormonal faoliyati va homiladorlikning bosqichiga bog'liq ravishda individual tarzda belgilanadi. Akusherlik amaliyotida asosiy maqsad — homiladorlikni xavfsiz saqlash va shoshilinch asoratlarning oldini olishdir.

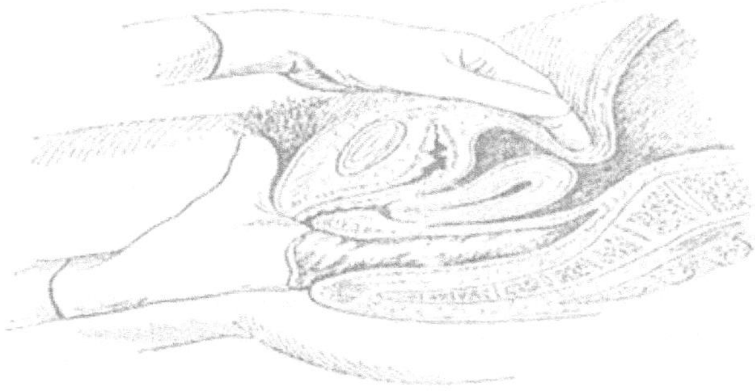

Kichik hajmli, asimptomatik va kistoz tuxumdon o'smalarida konservativ yondashuv birinchi tanlov hisoblanadi. Bu yondashuvda bemor muntazam ultratovush tekshiruvi va klinik monitoring ostida bo'ladi. Ultrasonografiya yordamida o'smalarning hajmi, tuzilishi va qon ta'minoti baholanadi. Kichik kistalar ko'pincha homiladorlik davomida tabiiy regressiyaga uchraydi, ayniqsa lutein kistalari ko'p hollarda ikkinchi trimestrga kelib o'z-o'zidan yo'qoladi. Konservativ monitoring akusherlik amaliyotida homila va ona xavfsizligini saqlashga imkon beradi va ortiqcha jarrohlik aralashuvining oldini oladi.

O'smalarning kattalashuvi, solid komponentlarning mavjudligi yoki gormonal faol tuxumdon o'smalarida konservativ yondashuv yetarli bo'lmasligi mumkin. Bunday hollarda jarrohlik aralashuvi ko'rib chiqiladi. Homiladorlikda operatsiya eng xavfsiz ikkinchi trimestrda amalga oshiriladi, chunki bu davr homilaning rivojlanishi, uteroplatsentar qon ta'minoti va onaning umumiy fiziologiyasi nuqtai nazaridan eng maqbul hisoblanadi. Laparoskopik yondashuv kichik o'smalar va yaxshi vizualizatsiya imkonini beruvchi hollarda tavsiya etiladi, bu minimal travma va tezroq tiklanish imkonini yaratadi. Laparotomiya esa katta, aralash yoki malign shaklli o'smalar uchun zarur bo'lishi mumkin.

Shoshilinch jarrohlik indikatsiyasi quyidagi hollarda yuzaga keladi: tuxumdon o'smalarining burilishi, yorilishi, qorin bo'shlig'ida qon to'planishi, o'smalarning tez o'sishi yoki ona hayoti uchun xavf soluvchi boshqa asoratlar. Bunday vaziyatlarda tezkor jarrohlik aralashuvi ona va homilaning hayotini saqlash uchun zarurdir. Operatsiya davomida o'smalarning kapsulasi saqlanishi va atrof to'qimalarga minimal travma yetkazilishi tavsiya etiladi, bu esa reproduktiv funksiyani saqlash imkonini beradi.

Gormonal faol tuxumdon o'smalarida davolash strategiyasi o'smalarning gormonal faolligi va homiladorlik davriga mos ravishda belgilanadi. Estrogen ishlab chiqaruvchi o'smalarda homiladorlik davomida gormonal balansni kuzatish, progesteron va estrogen darajasini monitoring qilish muhimdir. Androgen ishlab chiqaruvchi o'smalarda esa virilizatsiya belgilarining kuchayishi va homilaga noaniq ta'sir ehtimoli sababli jarrohlik aralashuvi ko'rib chiqiladi. Shu bilan birga, immunogistokimyoviy tekshiruvlar va onkomarkerlar yordamida o'smalarning biologik faolligi aniqlanadi va davolash strategiyasi individual tarzda ishlab chiqiladi.

Akusherlik amaliyotida tuxumdon o'smalarini boshqarish hamda davolash strategiyasini belgilashda multidisipliner yondashuv muhim ahamiyatga ega. Ginekolog, akusher, patolog va anestiziolog birgalikda bemorning holatini baholaydi, o'smalarning monitoringi va jarrohlik aralashuvi imkoniyatlarini ko'rib chiqadi. Shu bilan birga, homiladorlik davomida ona va homilaning umumiy holati, qon aylanishi va gormonal muvozanati doimiy nazorat qilinadi. Bu yondashuv shoshilinch asoratlarning oldini olish va davolash samaradorligini oshirishga yordam beradi.

Homiladorlik tugagach, tuxumdon o'smalarining qolgan asoratlarini baholash va reproduktiv funksiyani tiklash maqsadida keyingi monitoring va zarur bo'lganda jarrohlik aralashuvi amalga oshiriladi. Bu, ayniqsa, konservativ yondashuv bilan kuzatilgan, lekin homiladorlik davomida hajmi o'zgargan yoki yangi simptomlar paydo bo'lgan o'smalarda muhimdir. Shu bilan birga, postnatal davrda ultratovush, laborator va histologik tekshiruvlar yordamida o'smalarning tabiati va jarrohlik aralashuvining samaradorligi baholanadi.

Tuxumdon o'smalarini akusherlik amaliyotida boshqarish prinsiplarida profilaktik yondashuv ham muhim o'rin tutadi. Homiladorlikdan oldingi diagnostika, muntazam ginekologik tekshiruvlar va ultratovush monitoringi o'smalarning erta aniqlanishiga yordam beradi. Shu bilan birga, bemorlarning reproduktiv tarixini baholash, oldingi gormonal yoki jarrohlik patologiyalarini hisobga olish davolash strategiyasini aniqlashda hal qiluvchi rol o‘ynaydi.

Shunday qilib, tuxumdon o‘smalarini davolash taktikasi va akusherlikda olib borish prinsiplari konservativ monitoring, jarrohlik aralashuvi, gormonal va immunogistokimyoviy tekshiruvlarni birlashtirgan kompleks yondashuvni talab qiladi. Har bir bemor individual tarzda baholanadi, o‘smalarning biologik xususiyati, homiladorlik bosqichi, ona va homila xavfsizligi asosiy me’yor sifatida olinadi. Multidisipliner yondashuv va to‘g‘ri boshqaruv orqali tuxumdon o‘smalarining homiladorlik va tug‘ilish jarayoniga salbiy ta’siri minimal darajada ushlab turiladi va reproduktiv salomatlik saqlanadi.

Xulosa

Tuxumdon o‘smalari homiladorlik va akusherlik amaliyotida katta klinik ahamiyatga ega bo‘lib, ularning o‘ziga xos patomorfologik, klinik va diagnostik xususiyatlari bemorlarni to‘g‘ri boshqarish va davolash strategiyasini ishlab chiqishda asosiy mezon hisoblanadi. Monografiyada tuxumdon o‘smalarining umumiy tavsifi, kelib chiqish sabablari, rivojlanish mexanizmlari, klinik va patomorfologik xususiyatlari, shuningdek, homiladorlik davrida kechishi va akusherlik amaliyotida boshqarish prinsiplari batafsil tahlil qilindi.

Patomorfologik jihatdan tuxumdon o‘smalari epiteliya kelib chiqishli, germinogen va jinsiy stromal o‘smalarga ajratiladi. Har bir tur o‘ziga xos makroskopik va mikroskopik xususiyatlarga ega bo‘lib, malignlik ehtimoli, gormonal faoliyat va klinik kechishi turlicha namoyon bo‘ladi. Seroz, mutsinoz, endometrioid, shaffof hujayrali, teratomalar va disgerminoma kabi o‘smalarning gistologik xususiyatlari kasallikning prognozi va davolash taktikasini belgilashda hal qiluvchi ahamiyatga ega. Shu bilan birga, gormonal faol o‘smalar homila va ona fiziologiyasiga sezilarli ta’sir ko‘rsatishi mumkin, bu esa homiladorlikni boshqarishda qo‘shimcha e'tibor talab qiladi.

Klinik jihatdan tuxumdon o'smalari ko'p hollarda asimptomatik kechadi, ammo o'smalarning kattaligi, burilishi yoki yorilishi oqibatida o'tkir qorin sindromi, siydik yoki ichak tizimiga bosim, diskomfort va boshqa jiddiy asoratlar yuzaga keladi. Homiladorlik davrida o'smalarning o'sishi va gormonal faolligi ona va homila salomatligiga bevosita ta'sir qiladi, bu esa monitoring va davolash strategiyasini individual tarzda ishlab chiqishni talab qiladi.

Diagnostika jarayonida klinik baholash, laborator tahlillar, ultratovush, KT va MRT kabi instrumental tekshiruvlar, shuningdek, patomorfologik va immunogistokimyoviy tahlillar birlashtiriladi. Bu integratsiyalashgan yondashuv tuxumdon o'smalarini boshqa ginekologik yoki abdominal patologiyalardan ajratishda va shoshilinch asoratlarni oldini olishda muhim rol o'ynaydi. Differensial tashxis esa konservativ yoki jarrohlik davolash strategiyasini tanlashda hal qiluvchi ahamiyatga ega.

Davolash taktikasi homiladorlik bosqichi, o'smalarning hajmi, tuzilishi, gormonal faolligi va gistologik xususiyatlariga bog'liq ravishda belgilanishi lozim. Kichik hajmli va asimptomatik o'smalar konservativ monitoring bilan boshqarilsa, kattalashgan, solid yoki gormonal faol o'smalar jarrohlik aralashuvini talab qiladi. Akusherlik amaliyotida multidisipliner yondashuv

– ginekolog, akusher, patolog va anestiziolog birgalikda bemorning holatini baholash va xavfsiz boshqaruvni ta'minlashda muhimdir. Operatsiyalarning vaqti, usuli va minimal travma prinsiplariga rioya qilinishi reproduktiv funksiyani saqlashga xizmat qiladi. Shu bilan birga, homiladorlikdan oldingi diagnostika, profilaktik ultratovush tekshiruvlari va reproduktiv tarixni baholash tuxumdon o'smalarining erta aniqlanishi va homiladorlik davomida xavfsiz boshqarilishini ta'minlaydi. Monografiyada ko'rsatilgan yondashuvlar asosida tuxumdon o'smalarining patomorfologik, klinik va akusherlik jihatdan tavsifi tizimli tarzda baholandi, bu esa ona va homila salomatligini saqlashda amaliy qo'llanilishi mumkin bo'lgan samarali strategiyalarni shakllantirishga imkon beradi.

Xulosa qilib aytganda, tuxumdon o'smalari homiladorlik va akusherlik amaliyotida murakkab va ko'p omilli jarayon bo'lib, ularni aniqlash, monitoring qilish va boshqarish shoshilinch va profilaktik yondashuvlarni talab qiladi. Patomorfologik aniqlik, klinik kuzatuv, diagnostika va individual davolash strategiyasi birlashtirilganda, ona va homilaning xavfsizligi maksimal darajada ta'minlanadi. Shu bilan birga, reproduktiv salomatlik saqlanadi va homiladorlik natijasi ijobiy kechishi kafolatlanadi.

Foydalanilgan adabiyotlar

1. **Kurman RJ, et al.** *WHO Classification of Tumours of Female Reproductive Organs*. IARC, Lyon, 2014. (tasnif va gistologik tasnif) Worldly Journals
2. Bray F., Ferlay J., Soerjomataram I., et al. *Global cancer statistics 2018: GLOBOCAN estimates*. CA: A Cancer Journal for Clinicians, 68(6), 394–424, 2018. (epidemiologiya) Worldly Journals
3. **Principles of diagnosis of ovarian neoplasms — minimization of errors.** Journal of Obstetrics and Women's Diseases, 2019. (diagnostika prinsiplari) Научные журналы
4. **Ovarian tumors associated with pregnancy: a 20-year experience in a teaching hospital.** PubMed. (tuxumdon oʻsmalari va homiladorlik) PubMed
5. **Approaches to the Diagnosis and Management of Ovarian Cancer in Pregnancy.** PMC article, 2023. (homiladorlikda boshqaruv) PMC
6. **Clinical Analysis of 137 Cases of Ovarian Tumors in Pregnancy.** J Oncol, 2022. (klinik klinik tahlil) PMC
7. **Ovarian carcinoma associated with pregnancy: clinicopathologic analysis.**

BMC Pregnancy Childbirth, 2008. (gistopatologiya va klinika) SpringerLink
8. **Malignant germ cell tumors of the ovary.** PubMed article. (germinogen o‘smalar) PubMed
9. **Update on granulosa cell tumours of the ovary.** PubMed. (stromal o‘smalar) PubMed
10. **Diagnostic Pathology of Ovarian Tumors.** SpringerLink book. (patologiya standarti) Springer Link
11. **Case series of ovarian neuroendocrine carcinoma.** BMC Women’s Health, 2023. (kam uchraydigan gistologik turi) SpringerLink
12. **White CD, Cooper WL, Williams RR, et al.** Parovarian cystadenocarcinoma case reports. (onkologik o‘smalar tahlili) PubMed
13. **Protasova AE, Tsypurdeyeva A.A., et al.** *Principles of diagnosis…* JOWD, 2019. (diagnostika usullari) Научные журналы
14. **Behtash N., Karimi Zarchi M., et al.** *Ovarian carcinoma associated with pregnancy.* BMC Pregnancy and Childbirth. SpringerLink
15. **Qi Yin, Min Zhong, et al.** *Clinical Analysis of 137 Cases of Ovarian Tumors in Pregnancy.* (klinik tahlil) PMC
16. **Feng BJ., Li TH., et al.** *Case series of ovarian neuroendocrine carcinoma.* (clinicopathological overview) SpringerLink

17. **Rotterdam ESHRE/ASRM-Sponsored PCOS Consensus Workshop Group.** Fertility and Sterility. (endokrin kasalliklar diagnostikasi – kontekst) Worldly Journals
18. **Goodman NF, et al.** *AACE/ACE PCOS Guidelines.* Endocr Pract. (PCOS umumiy diagnostika) Worldly Journals
19. Birch C., *Clinical and ultrasound diagnostics in ovarian pathology.* (ultratovush diagnostikasi) PubMed
20. **Medical Wholesome** – Ovarian cyst diagnostic review (onkomarkers, biopsiya). Medical Wholesome
21. **Peritoneal inclusion cyst in pelvic differential diagnosis.** (differensial diagnostika konteksti) Википедия
22. Jemal A., et al. *Cancer statistics,* CA Cancer Journal for Clinicians. (global statistik ma'lumot) Worldly Journals
23. **National Comprehensive Cancer Network (NCCN) Guidelines – Ovarian Cancer.** (milliy protokol – diagnostika va davolash)
24. Siegel RL, Miller KD, et al. *Cancer treatment and survivorship statistics.* CA: Cancer J Clin.
25. *Ultrasound in Gynecology* – RCOG va ISUOG qo'llanmalari (diagnostika standartlari)
26. *Berek & Novak's Gynecology* – Tuxumdon patologiyasi bo'limi

27. *Williams Gynecology* – Ginekologik onkologiya bo‘limi
28. *Hacker & Gambone’s Gynecologic Oncology* – Klinik qo‘llanma
29. *Campbell-Walsh Urology* – Diagnostika prinsiplari (onkologiya bo‘yicha)
30. *Schorge JO, et al. Clinical Gynecologic Oncology*. (standart darslik)
31. *Parker WH. Ovarian cancer* – epidemiologik sharh
32. *Jemal A., et al. Global cancer statistics*. (tuxumdon saratoni statistikasi)
33. *Ovarian Neoplasms* – Harrison’s Principles of Internal Medicine bo‘limi
34. *Atlas of Gynecologic Oncology Pathology* – gistologik referens
35. *FIGO staging of ovarian cancer* – klinik va jarrohlik tavsifi

MUNDARIJA

Printed at Repro India Ltd.